SILKE R. PLAGGE

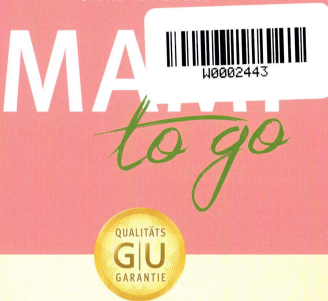

DIE GU-QUALITÄTSGARANTIE

Wir möchten Ihnen mit den Informationen und Anregungen in diesem Buch das Leben erleichtern und Sie inspirieren, Neues auszuprobieren. Bei jedem unserer Produkte achten wir auf Aktualität und stellen höchste Ansprüche an Inhalt, Optik und Ausstattung.
Alle Informationen werden von unseren Autoren und unserer Fachredaktion sorgfältig ausgewählt und mehrfach geprüft. Deshalb bieten wir Ihnen eine 100 %ige Qualitätsgarantie.

Darauf können Sie sich verlassen:
Wir bieten Ihnen alle wichtigen Informationen sowie praktischen Rat – damit können Sie dafür sorgen, dass Ihre Kinder glücklich und gesund aufwachsen. Wir garantieren, dass:
- alle Übungen und Anleitungen in der Praxis geprüft und
- unsere Autoren echte Experten mit langjähriger Erfahrung sind.

Wir möchten für Sie immer besser werden:
Sollten wir mit diesem Buch Ihre Erwartungen nicht erfüllen, lassen Sie es uns bitte wissen! Nehmen Sie einfach Kontakt zu unserem Leserservice auf. Sie erhalten von uns kostenlos einen Ratgeber zum gleichen oder ähnlichen Thema. Die Kontaktdaten unseres Leserservice finden Sie am Ende dieses Buches.

GRÄFE UND UNZER VERLAG. *Der erste Ratgeberverlag – seit 1722.*

DIE SCHWANGERSCHAFT

DAS 1. TRIMESTER (1.–3. MONAT) 6
- Ein Baby? Erste Anzeichen 6
- Schwangerschaft im Überblick 8
- Erster Besuch beim Arzt 10
- Die Vorsorgeuntersuchungen 12
- Der Mutterpass 14
- Was heißt risikoschwanger? 15
- Zum Arzt? Warnsignale 16
- Die frohe Botschaft mitteilen 17
- Schwanger im Arbeitsleben 18
- Tipps gegen Beschwerden 20
- Ernährung für werdende Mütter 22
- Unterwegs 24
- Haustiere 26
- Sport mit Babybauch? 27
- Pflegeprodukte & Co. 28

DAS 2. TRIMESTER (4.–7. MONAT) 30
- Das zweite Screening 30
- Gewicht – was ist erlaubt? 32
- Betreuung durch die Hebamme 34
- Lust und Partnerschaft 36
- Umstandsmode einkaufen 38
- Geburtsvorbereitungskurs 40
- Den schönsten
  Babynamen finden 41

- Das Baby spüren 42
- Wenn das zweite Kind kommt 43
- Hilfe bei Beschwerden 44

DAS 3. TRIMESTER (8.–10. MONAT) 46
- Das Nest vorbereiten 46
- Babys Erstausstattung 48
- Geburtsvorbereitung für Väter 50
- Formalitäten vor der Geburt 52
- Was tun bei Schlafproblemen? 55
- Die letzten Tage 56
- Vorbereitung aufs Stillen 58
- Das Baby lässt auf sich warten 59

DIE GEBURT

BEVOR ES LOSGEHT 62
- Den richtigen Geburtsort finden 62
- Die Kliniktasche 64
- Die Geburt planen 65

DAS BABY KOMMT 66
- Geht die Geburt los? 66
- Phasen der Geburt 68
- Geburtsschmerzen lindern 71
- Hilfe bei Komplikationen 74
- Kaiserschnitt 76
- Papa bei der Geburt 77

WILLKOMMEN, BABY 78
- Gleich nach der Geburt 78
- Erste Untersuchungen 80

- Mama nach der Entbindung 81
- Es geht nach Hause 82

DAS ERSTE HALBE JAHR MIT DEM BABY

DIE ERSTEN WOCHEN 86
- Eine neuer Lebensabschnitt 86
- Mama im Wochenbett 88
- Das Neugeborene 90
- Der frischgebackene Papa 92
- Den richtigen Kinderarzt finden 94
- Das erste Mal beim Arzt 95

BABYS ERNÄHRUNG 96
- Das Beste von Anfang an: Stillen 96
- Stillprobleme meistern 98
- Die Ernährung in der Stillzeit 100
- Alternativ: das Fläschchen 102
- Und wie geht es weiter? 104

BABYPFLEGE 106
- Richtig wickeln 106
- Das Kleine waschen 108
- Gut angezogen: Babys Kleidung 110
- Kinderwagen und Tragehilfe 112
- Die Wickeltasche 114
- Autofahren mit Baby 115

BABYS GESUNDHEIT 116
- Der sichere Babyschlafplatz 116
- Einschlafen lernen 118
- Unruhige Babys und Schreikinder 120
- Schlafmangel bei den Eltern 122
- Die U-Untersuchungen 124
- Wenn das Baby krank ist 126
- Sofort zum Arzt? 128
- Impfungen 129

WIR SIND EINE FAMILIE! 130
- Mama und Papa sein 130
- Gemeinsam verreisen 132
- Die richtige Betreuung finden 134
- Spielen mit dem Baby 136
- Trotz Kind ein Liebespaar bleiben 137
- Entwicklung: Die ersten 6 Monate 138

ZUM NACHSCHLAGEN 140
- Bücher und Internetadressen, die weiterhelfen 140
- Register 142
- Impressum 144

Die Schwangerschaft ist eine
ganz besonders aufregende Zeit.
So viele Veränderungen stehen an
und das Leben mit einem Kind
muss gut vorbereitet werden.

DIE SCHWANGERSCHAFT

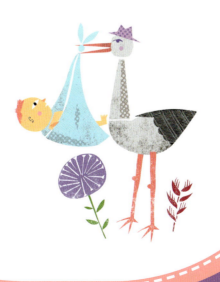

DAS 1. TRIMESTER
(1. BIS 3. MONAT)

EIN BABY? ERSTE ANZEICHEN

Egal, ob bei einem langersehnten Wunschkind oder bei einer ungeplanten Schwangerschaft – ganz plötzlich sind die ersten Zeichen da.

DAS KÖNNTE AUF EINE SCHWANGERSCHAFT HINDEUTEN

- ✓ **Einnistungsblutung:** Das befruchtete Ei setzt sich meist unbemerkt in die Gebärmutterschleimhaut. Jede vierte Schwangere bemerkt aber eine leichte Blutung.
- ✓ **Ungewohntes Brustgefühl:** Einige Frauen haben das Gefühl, dass der Busen besonders spannt, sehr empfindlich ist oder sich sehr weich anfühlt. Auch die Brustwarzen erscheinen dunkler.
- ✓ **Unerklärliche Müdigkeit:** Gerade in den ersten Wochen und Monaten leistet der Organismus der Frau Schwerstarbeit. Er reagiert darauf mit extremer Müdigkeit, um sich zu schonen.

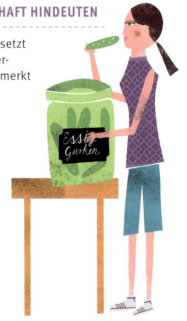

Das 1. Trimester: Ein Baby? Erste Anzeichen   **7**

✓ **Übelkeit:** Mehr als der Hälfte aller Frauen ist in den ersten Monaten der Schwangerschaft regelmäßig übel. Einige müssen morgens erbrechen, andere haben den ganzen Tag über das Gefühl, dass ihnen schlecht werden könnte. Nach den ersten zwölf Wochen geht es den meisten aber zum Glück wieder besser.

✓ **Kopfschmerzen:** Weil der Gehalt des Hormons Progesteron im Blut erhöht ist, haben manche Schwangere Kopfschmerzen. Meist verschwinden diese Beschwerden im zweiten Schwangerschaftsdrittel.

✓ **Sonderbare Gelüste:** Appetit auf dunkles Vollkornbrot, Spinat, Fleisch oder saure Gurken? Hinter dem ungewohnten Heißhunger steckt oft ein erhöhter Bedarf an bestimmten Mineralstoffen oder Spurenelementen, die in diesen Lebensmitteln enthalten sind.

✓ **Ausbleiben der Periode:** Das deutlichste Zeichen für eine Schwangerschaft. Zwar können Sie bereits vor dem Ausbleiben einen Frühtest machen, doch der ist nicht wirklich aussagekräftig. Ein Urintest zwei Tage nach Ausbleiben der Periode gilt dagegen zu 97 Prozent als zuverlässig. Machen Sie den Test möglichst morgens, dann lässt sich das Schwangerschaftshormon HCG am besten nachweisen.

✓ **Positiver Test!** Und nun? Atmen Sie erst einmal tief durch. Sehr tief, denn ab jetzt beginnt ein völlig neues Leben – nicht nur in Ihrem Bauch. Sie werden Mutter und Ihr Partner Vater. Hat er nicht schon beim Test mitgezittert, ist es nun an der Zeit, ihn zu informieren.

WICHTIG

DEN FRAUENARZT ANRUFEN
Machen Sie einen Termin bei Ihrem Gynäkologen. Erklären Sie, dass Sie schwanger sind, und besprechen Sie, wann Sie zur ersten Vorsorgeuntersuchung kommen können. Was viele nicht wissen: Auch Hebammen können die Vorsorgeuntersuchungen übernehmen und führen sie nach den Mutterschaftsrichtlinien durch.

SCHWANGERSCHAFT IM ÜBERBLICK

Eine Schwangerschaft wird in drei Abschnitte eingeteilt, die zwar alle jeweils etwa drei Monate dauern, sich aber deutlich voneinander unterscheiden.

1. TRIMESTER: 1. BIS 13. WOCHE

- ✓ Das befruchtete Ei macht sich auf den Weg zur Gebärmutter und nistet sich dort ein. Es ist zunächst klein wie ein Stecknadelkopf.
- ✓ In den ersten Wochen entwickeln sich alle Organe des Babys.
- ✓ Am Ende der zwölften Woche ist das Baby etwa sechs Zentimeter groß – ungefähr so lang wie der kleine Finger einer Frau.
- ✓ Für den Körper der Mutter ist die Umstellung enorm. Die Gebärmutter wächst stetig, auch wenn dies noch nicht zu sehen ist.
- ✓ Die ersten Monate der Schwangerschaft sind oft geprägt von Aufregung und Übelkeit.

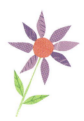

OFT GEFRAGT

WIE LANG DAUERT EINE SCHWANGERSCHAFT?
Es gibt zwei Rechenarten: Bei der einen beginnt die Schwangerschaft nach der Empfängnis, bei der anderen wird ab der letzten Menstruation gezählt. Da nicht jede Frau den Termin ihres Eisprungs weiß, wird fast immer vom letzten Tag der Regel an gerechnet. Die Schwangerschaft dauert so betrachtet zehn Monate beziehungsweise 40 Wochen.

Das 1. Trimester: Schwangerschaft im Überblick **9**

2. TRIMESTER: 13. BIS 28. WOCHE

✓ Das Baby wächst und wächst. In der 24. Woche ist es bereits 29 Zentimeter lang und wiegt rund 550 Gramm.

✓ Die Schwangerschaft macht sich nun auch nach außen hin bemerkbar, weil Ihr Bauch immer größer wird.

✓ Ab der 13. Schwangerschaftswoche hört die Übelkeit meist auf.

✓ Das Risiko für eine Fehlgeburt sinkt, die Vorfreude steigt. Viele Frauen beschreiben die zweite Phase als die schönste.

3. TRIMESTER: 29. BIS 40. WOCHE

✓ In den letzten Schwangerschaftswochen legt das Baby vor allem an Größe und Gewicht zu. Bei der Geburt wiegt es dann durchschnittlich 3500 Gramm und misst etwa 51 Zentimeter.

✓ Das enorme Wachstum des Babys schränkt die Mutter immer mehr ein: Laufen, sich bücken, schlafen – alles wird beschwerlicher.

✓ Ab der 34. Woche beginnt der Mutterschutz (siehe Seite 18 f.). Nun haben Sie Zeit, sich auszuruhen und auf die Geburt vorzubereiten.

✓ Erste Frühwehen machen sich bemerkbar, ab der 36. Woche können Senkwehen dazukommen. Das Baby macht sich auf den Weg.

INFO

ÜBERSICHT IM NETZ
Im Internet finden Sie auf vielen Seiten für werdende Eltern anschauliche (Wochen-)Übersichten und Rechner, die helfen, den Geburtstermin zu ermitteln. Fündig werden Sie zum Beispiel bei www.liliput-lounge.de, www.eltern.de und www.urbia.de.

ERSTER BESUCH BEIM ARZT

Die meisten Schwangeren beruhigt es ungemein, wenn der Frauenarzt die erste Untersuchung macht.

WAS GENAU UNTERSUCHT DER GYNÄKOLOGE?

- ✓ **Die Gesundheit der Mutter:** Gewicht und Größe der Mutter werden festgehalten, Vorerkrankungen abgefragt, Vagina und Unterleib abgetastet. Das hilft, das Risiko der Schwangerschaft einzuschätzen (siehe Seite 15).
- ✓ **Wann war die letzte Periode?** Wie lang ist der Zyklus normalerweise? So wird der Geburtstermin errechnet.
- ✓ **Vaginaler Ultraschall:** Der Arzt untersucht, wie die Fruchthülle aussieht und ob sich das Ei richtig eingenistet hat.
- ✓ **Sieht man schon etwas?** Ab der siebten Schwangerschaftswoche kann man eventuell schon das schlagende Herz erkennen.
- ✓ **Maß nehmen:** Der Embryo wird gemessen, um die Entwicklung zu dokumentieren und den Geburtstermin nochmals zu überprüfen.
- ✓ **Blutdruck:** Die Arzthelferin misst den Blutdruck.

KEINE ZUSATZKOSTEN
Die Feststellung der Schwangerschaft und die Vorsorge gehören zu den Kassenleistungen, genauso wie die Hebammenhilfe. Schwangeren werden jedoch viele individuelle Gesundheitsleistungen (IGeL) angeboten. Unbedingt Rat einholen, was sinnvoll ist. Mehr Infos unter: www.igel-monitor.de.

Das 1. Trimester: Erster Besuch beim Arzt 11

- ✓ **Urin und Blutproben:** Urin wird in der Praxis, Blut im Labor auf Auffälligkeiten untersucht. Dabei wird unter anderem die Blutgruppe der Mutter und der Eisenwert ermittelt und überprüft, ob eine Immunität gegen Toxoplasmose, eine HIV-Infektion oder andere Erkrankungen vorliegen.
- ✓ **Mutterpass:** Die Ergebnisse der Untersuchungen werden im Mutterpass dokumentiert, der bei der ersten Vorsorgeuntersuchung ausgestellt wird (siehe Seite 14).

DIE NACHFOLGENDEN TERMINE

- ✓ Bis zur 32. Woche müssen Sie in der Regel einmal im Monat zum Frauenarzt. Machen Sie bei jeden Arztbesuch gleich den nächsten Termin aus.
- ✓ In den letzten Schwangerschaftswochen erfolgt die Kontrolle beim Arzt alle 14 Tage.
- ✓ Ist das Baby zum errechneten Entbindungstermin noch nicht auf der Welt, erfolgt die ärztliche Kontrolle in engen Abständen.

BEREITEN SIE SICH VOR!

- ✓ Machen Sie sich vor jeder Untersuchung mit Ihrem Partner Notizen: Welche Fragen haben Sie an den Arzt oder an die Hebamme? Ist Ihnen etwas unklar? Macht Ihnen etwas Sorgen?
- ✓ Mögliche Fragen könnten sein: Worauf soll ich bei der Ernährung achten? Was sollte ich vermeiden? Liegen Risiken vor?
- ✓ Rauchen Sie? Besprechen Sie mit dem Arzt, wie es Ihnen am besten gelingen kann, damit aufzuhören. Denn Nikotin gefährdet genauso wie Alkohol die Gesundheit Ihres Kindes.

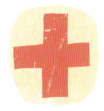

DIE VORSORGEUNTERSUCHUNGEN

Hier finden Sie alle wichtigen Vorsorgeuntersuchungen auf einen Blick. Wenn Sie unsicher sind, ob eine Untersuchung wirklich notwendig ist, fragen Sie einen zweiten Arzt oder eine Hebamme um Rat oder sprechen Sie mit Ihrer Krankenkasse.

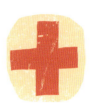

Schwangerschaftswoche	Vorsorgeuntersuchungen	Gesetzliche Leistungen	Ultraschall	Zusatzleistungen (kostenpflichtige IGel-Leistungen)
8. Woche	1. Vorstellung (bis zur 11. Woche)	1. Antikörpertest, Blutwerte; Mutterpass wird erstellt		Bescheinigung für Arbeitgeber; Toxoplasmoseuntersuchung
9. Woche				
10. Woche				
11. Woche				
12. Woche	2. Vorsorgeuntersuchung (bis zur 15. Woche)	1. Fehlbildungsdiagnostik	1. Screening	Nackenfaltenmessung
13. Woche				
14. Woche				
15. Woche				Fruchtwasseruntersuchung, Triple-Test
16. Woche	3. Vorsorgeuntersuchung (bis zur 19. Woche)		2. Screening	Wenn erforderlich Feindiagnostik/ Doppler-Ultraschall
17. Woche				
18. Woche				2. Toxoplasmosetest
19. Woche				

Das 1. Trimester: Die Vorsorgeuntersuchungen 13

Schwanger-schafts-woche	Vorsorge-unter-suchungen	Gesetzliche Leistungen	Ultraschall	Zusatzleistungen (kostenpflichtige IGel-Leistungen)
20. Woche	4. Vorsorge-Untersuchung (bis zur 23. Woche)			
21. Woche				
22. Woche				
23. Woche				
24. Woche	5. Vorsorge-untersuchung (bis zur 27. Woche)	2. Antikörper-suchtest		
25. Woche		Oraler Glukosetest		
26. Woche				
27. Woche				
28. Woche	6. Vorsorge (bis zur 29. Woche)		3. Screening	3D-/4D-Ultraschall
29. Woche				
30. Woche	7. Vorsorge (bis zur 31. Woche)	Kliniküberweisung zur Vorstellung, CTG		
31. Woche				
32. Woche	8. Vorsorge (bis zur 33. Woche)	Hepatitis-B-Untersuchung		
33. Woche				
34. Woche	9. Vorsorge (bis zur 35. Woche)	Beginn des Mutterschutzes		Doppler-Ultraschall
35. Woche				Abstrich auf B-Streptokokken
36. Woche	10. Vorsorge (bis zur 37. Woche)			
37. Woche				
38. Woche	11. Vorsorge (bis zur 39. Woche)			
39. Woche		Fruchtwasser-messung		
40. Woche	12. Vorsorge			
Nach Entbin-dungstermin		Kontrolle in engen Abständen		

DER MUTTERPASS

Es ist ein aufregendes Gefühl, wenn der Arzt Ihnen das kleine blaue Buch überreicht. Jetzt ist die Schwangerschaft »amtlich«.

WAS IM MUTTERPASS STEHT

✓ Festgehalten werden das gesundheitliche Befinden der Mutter, der Stand der Vorsorgeuntersuchungen, Status des Babys, Befunde der drei Ultraschall-Screenings und der voraussichtliche Geburtstermin.

✓ Bei der Geburt werden zudem Gewicht, Länge und Kopfumfang des Kindes sowie andere Informationen aufgezeichnet.

✓ Tragen Sie Ihren Mutterpass immer bei sich. Dann hat im Notfall jeder Arzt und jede Hebamme alle Informationen und kann sofort handeln.

✓ Lassen Sie sich genau erklären, was welche Abkürzung im Mutterpass bedeutet – am besten Seite für Seite. Auch im Internet finden Sie ausführliche Erläuterungen.

✓ Heben Sie den Mutterpass gut auf, er wird bei der nächsten Schwangerschaft weitergeführt. Außerdem ist er ein tolles Erinnerungsstück.

OFT GEFRAGT

WIE FUNKTIONIERT EIGENTLICH ULTRASCHALL?
Beim Ultraschall (Sonographie) sendet ein Schallkopf für uns unhörbare hochfrequente Schallwellen durch das Gewebe von Mutter und Kind. Wo sich die Struktur verändert (etwa an der Grenze von Fruchtwasser und Gewebe), wird der Schall reflektiert. Das zurückgeworfene Echo wird dann vom Computer umgewandelt und am Bildschirm als Bild dargestellt.

WAS HEISST RISIKOSCHWANGER?

Bei etwa jeder dritten Schwangerschaft befürchten Ärzte, dass Komplikationen auftreten könnten.

WAS GILT VON ANFANG AN ALS RISKANT?

- ✓ Die Schwangere ist jünger als 18 oder über 35 Jahre alt.
- ✓ Die werdende Mutter hat Über- oder Untergewicht.
- ✓ Die Frau erwartet Mehrlinge.
- ✓ Die Eltern hatten eine Kinderwunschbehandlung.
- ✓ Vorherige Schwangerschaften waren schwierig.
- ✓ Die Schwangere hatte bereits eine oder mehrere Fehlgeburten.
- ✓ Es liegen schwere psychische Belastungen vor.
- ✓ Die werdende Mutter ist chronisch krank.

RISIKEN, DIE IN DER SCHWANGERSCHAFT AUFTRETEN KÖNNEN

- ✓ Schwangerschaftsdiabetes und/oder -bluthochdruck.
- ✓ Das Baby wächst nur langsam.
- ✓ Ungewöhnliche Kindslage.
- ✓ Die Plazenta liegt ungünstig.
- ✓ Vorzeitige Wehen.
- ✓ Fruchtwasserverlust.
- ✓ Gut zu wissen: Auch wenn eine bisher normale Schwangerschaft zu einer Risikoschwangerschaft erklärt wird, ist die Wahrscheinlichkeit hoch, dass das Baby gesund zur Welt kommt.

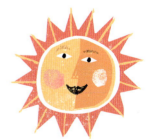

ZUM ARZT? WARNSIGNALE

Nicht immer verläuft eine Schwangerschaft sorglos. Bei Unsicherheit, Ängsten oder Beschwerden sollten Sie daher immer einen Arzt aufsuchen.

DIESE ALARMZEICHEN MÜSSEN UNTERSUCHT WERDEN

✓ In der Frühschwangerschaft kann es zu leichten Schmierblutungen kommen. Sie sind in der Regel harmlos. Bei starken Blutungen, vor allem mit Schmerzen, sollten Sie dagegen sofort zum Arzt.

✓ Starker Juckreiz, Brennen oder Ausfluss können auf eine Infektion hindeuten. Unbehandelt eine mögliche Gefahr für das Kind.

✓ Menstruationsähnliche Beschwerden (Bauchschmerzen, Ziehen in den Leisten, Krämpfe) können vor allem in der Frühschwangerschaft ein Zeichen einer drohenden Fehlgeburt sein.

✓ Auf eine Präeklampsie (früher unter »Schwangerschaftsvergiftung« bekannt) können folgende Alarmzeichen hinweisen: Augenflimmern, Sehstörungen, extreme Kreislaufprobleme, unkontrollierbares Zittern in Armen oder Beinen, starke Schmerzen im Oberbauch, heftige Atemnot. Unbedingt ernst nehmen!

✓ Flüssigkeit in der Unterhose oder in der Slipeinlage könnte Fruchtwasser sein. Wechseln Sie Slipeinlagen häufig und zögern Sie den Gang zur Toilette nicht hinaus. Bleibt es feucht, sollten Sie zum Arzt.

✓ Vorzeitige Wehen können harmlose Übungswehen sein, sollten aber bei starkem Druck oder bei Schmerzen untersucht werden.

✓ Stark geschwollene Hände und Beine können Zeichen für Wasserablagerungen (Ödeme) sein.

✓ Erkrankungen, die länger als zwei Tage dauern (Grippe, Magen-Darm-Viren), sollten vom Arzt abgeklärt werden.

Das 1. Trimester: Die frohe Botschaft mitteilen

DIE FROHE BOTSCHAFT MITTEILEN

Mit der Aufregung und der Freude über das Baby wächst auch das Bedürfnis, anderen von diesem wunderbaren Ereignis zu berichten. Wie wäre es mit einer ganz besonderen Mitteilung?

✓ Verschicken Sie ein Ultraschallbild per Post oder Mail – entweder als »Rätselbild« oder mit »Hallo, hier bin ich« beschriftet.

✓ Gestalten Sie eine Collage aus Babybildern von sich selbst und Ihrem Partner. Machen Sie Farbkopien davon und schicken Sie sie an Freunde und Familie.

✓ Versenden Sie Karten, auf denen Sie den voraussichtlichen Geburtstermin knallrot einkreisen und »Bitte vormerken! Speziallieferung!« dazuschreiben.

✓ Verschicken Sie ohne Kommentar Schnuller und Babysocken (aber Achtung: Absender nicht vergessen!).

✓ Lassen Sie für Ihre Eltern T-Shirts mit »Oma« und »Opa« bedrucken.

✓ Sie laden Ihre Eltern zum Frühstück ein und decken den Tisch mit extra Oma- beziehungsweise Opa-Tassen.

✓ Laden Sie alle Freunde zum Essen ein. Bei alkoholfreiem Sekt und feinen Snacks (vielleicht mit sauren Gurken?) verkünden Sie dann die frohe Nachricht.

✓ Wenn Sie schon ein Kind haben, kann es beim nächsten Besuch bei den Großeltern oder bei Freunden ein T-Shirt mit der Aufschrift »Große Schwester« beziehungsweise »Großer Bruder« tragen.

✓ Den eigenen Eltern oder Geschwistern ein hübsches Bilderbuch schenken – mit dem Vermerk »Zum Üben«. Eventuell noch ein Ultraschallbild als »Lesezeichen« dazulegen.

SCHWANGER IM ARBEITSLEBEN

Im Berufsleben ist es nicht immer einfach, schwanger zu sein. Einiges sollten Sie bedenken.

DEN ARBEITGEBER INFORMIEREN

✓ In den ersten drei Monaten brauchen Sie Ihren Arbeitgeber nicht zu informieren. Warten Sie, bis die kritischen Wochen vorbei sind.

✓ Ab der 13. Woche sollten Sie dann auch den Arbeitgeber »aufklären«, damit der Mutterschutz gelten kann.

✓ Am besten informieren Sie Ihren Vorgesetzten im persönlichen Gespräch. Nicht gut: erst den Kollegen vom Baby zu erzählen.

✓ Sprechen Sie möglichst früh mit dem Chef über Ihre Zukunftspläne (Elternzeit, Rückkehr in den Job).

VERBOTEN FÜR SCHWANGERE LAUT MUTTERSCHUTZGESETZ

✓ Tätigkeiten in Akkordarbeit oder am Fließband.

✓ Nachtarbeit, Arbeit an Sonn- und Feiertagen. (freiwillig möglich)

INFO

KÜNDIGUNGSSCHUTZ

In Deutschland gilt für Arbeitnehmerinnen laut Mutterschutzgesetz während der Schwangerschaft sowie vier Monate nach der Geburt ein besonderer Kündigungsschutz. Dies gilt auch in der Probezeit und sogar dann, wenn eine Frau zum Zeitpunkt der Einstellung wusste, dass sie schwanger ist, und dies nicht gesagt hat.

Das 1. Trimester: Schwanger im Arbeitsleben

- Arbeit mit Chemikalien, in Laboren (freiwillig u. U. erlaubt).
- Tätigkeiten in oder auf Fahrzeugen (nach dem dritten Monat).
- Arbeitszeiten vom mehr als 8,5 Stunden täglich oder 90 Stunden in der Doppelwoche.
- Kontakt mit rohen Lebensmitteln.
- Arbeiten mit erhöhter Unfallgefahr.
- Langes Stehen oder Sitzen.
- Schwere körperliche Tätigkeiten.

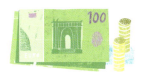

RECHTE AM ARBEITSPLATZ

- **Vorsorgeuntersuchungen:** Schwangere haben Anspruch auf Freistellung für Untersuchungen bei Arzt oder Hebamme.
- **Individuelles Beschäftigungsverbot:** Mit einem ärztlichen Attest kann eine Beschäftigung ganz oder auch nur teilweise verboten werden. Die Freistellung erfolgt dann bei vollem Lohn.
- **Mutterschutz:** Die Mutterschutzfrist ist gesetzlich geregelt. Sie beginnt sechs Wochen vor dem errechneten Geburtstermin und dauert bis acht Wochen nach der Geburt an. Bei Mehrlingen oder Frühchen verlängert sich die Frist auf zwölf Wochen nach der Geburt.
- **Mutterschaftsgeld:** Arbeitnehmerinnen, die Mitglied in einer gesetzlichen Krankenversicherung sind, erhalten von der Kasse Mutterschaftsgeld. Dieser Betrag wird vom Arbeitgeber aufgestockt.
- **Elternzeit:** Beide Elternteile haben nach der Geburt insgesamt drei Jahre Rechtsanspruch auf Freistellung. Die Elternzeit darf flexibel bis zum achten Geburtstag genommen werden. Mütter und Väter müssen Arbeitgeber spätestens sieben Wochen vor Beginn schriftlich informieren. Eine Zustimmung des Chefs ist nicht mehr nötig. Bei Kindern ab drei kann aber aus dringenden betrieblichen Gründen ablehnt werden. Die Mutterschutzfrist wird auf die Elternzeit angerechnet.

TIPPS GEGEN BESCHWERDEN

Eine Schwangerschaft ist keine Krankheit. Trotzdem gibt es Beschwerden, die werdende Mütter immer wieder plagen.

ÜBELKEIT

✓ Kein Grund zur Sorge, sondern ein Zeichen, dass alles normal verläuft. Vermutlich ist das Schwangerschaftshormon HCG Schuld am Unwohlsein. Nach der zwölften Woche lässt die Übelkeit meist nach.

✓ Trinken Sie bei Bedarf heißes Ingwerwasser. Das hilft (fast) immer.

✓ Bittere Speisen wie Rucola, Grapefruit oder Artischocken schützen vor Übersäuerung, regen die Bildung von Magensaft an und kräftigen.

✓ Nehmen Sie über den Tag verteilt mehrere kleine Mahlzeiten zu sich. Ein niedriger Blutzuckerspiegel verstärkt die Übelkeit.

✓ Verzichten Sie auf fette Nahrungsmittel. Sie können Sodbrennen oder Übelkeit verursachen.

✓ Putzen Sie Ihre Zähne nicht mit leerem Magen und wählen Sie eventuell eine kleinere Bürste. Wichtig: Nach dem Erbrechen nicht sofort Zähne putzen, weil die Magensäure den Zahnschmelz angreift.

✓ Suchen Sie bei sehr starkem Erbrechen unbedingt einen Arzt auf.

MÜDIGKEIT

✓ Es ist ganz normal, wenn Sie müde sind. Die Schwangerschaft verlangt dem Körper einiges ab.

✓ Kleine Snacks regen den Stoffwechsel an. Ideal: Nüsse und Obst.

✓ Viel frische Luft oder kleine Nickerchen machen wieder munter.

✓ Lassen Sie bei extremer Müdigkeit Ihre Eisenwerte kontrollieren.

KOPFSCHMERZEN

✓ In der Frühschwangerschaft sorgen Belastung, Verspannungen und Erschöpfung oft für Kopfweh.

✓ Stirn- oder Nackenkompressen mit ätherischem Lavendel- oder Minzöl (ein paar Tropfen auf einem feuchten Waschlappen) helfen.

✓ Lösen Sie Verspannungen mit einem Kirschkernkissen oder Hotpack.

✓ Bei gleichzeitigem Augenflimmern und Schwindel zum Arzt!

✓ Vermeiden Sie Schmerzmittel.

VERSTOPFUNG

✓ Schwangerschaftshormone wirken sich auch auf die Spannung der Darmmuskulatur aus. Dadurch kann der Stuhl hart werden.

✓ Rühren Sie morgens Weizenkleie, Lein- oder Flohsamen ins Müsli.

✓ Essen Sie viele Vollkornprodukte.

✓ Kiwis, Feigen und Pflaumen regen die Verdauung auf sanfte Art an.

✓ Trinken Sie mindestens zwei Liter am Tag (siehe Seite 23).

✓ Auch regelmäßige Bewegung bringt den Darm in Schwung.

✓ Geht gar nichts mehr oder treten beim Stuhlgang starke Schmerzen auf? Rücksprache mit Arzt oder Hebamme halten!

✓ Nehmen Sie keine Abführmittel ein.

INFO

VORSICHT MEDIKAMENTE
Wenn Sie nicht schwer krank sind, sollten Sie möglichst gar keine Medikamente einnehmen. In allen anderen Fällen sprechen Sie mit Ihrem Arzt. Zum Informieren im Netz: www.embryotox.de

ERNÄHRUNG FÜR WERDENDE MÜTTER

Essen für zwei bedeutet nicht doppelt so viel. Jetzt kommt es vor allem auf eine ausgewogene und gesunde Ernährung an.

DAS IST JETZT WICHTIG

- ✓ **Kalorien:** Anfangs steigt der Bedarf kaum. Erst ab dem vierten Monat sind zehn Prozent mehr nötig (etwa 250 bis 300 Zusatzkalorien).
- ✓ **Kalzium:** Das »Wachstumsmineral« für Ihr Baby steckt vor allem in Milch, Milchprodukten und grünem Blattgemüse.
- ✓ **Folsäure:** Wichtig für das kindliche Nervensystem. Steckt in Nüssen, Salaten und Vollkornprodukten. Zumindest in den ersten zwölf Wochen sollten Schwangere täglich Folsäuretabletten einnehmen.
- ✓ **Eisen:** Wichtig für Kind und Mutter. Essen Sie daher reichlich rote Beeren und grünes Blattgemüse sowie Fleisch in Maßen.
- ✓ **Salz:** Schwangere sollten niemals spezielle salzarme Diät halten. Die empfohlene Menge liegt bei fünf Gramm am Tag.

BESSER NICHT (ODER NUR EINGESCHRÄNKT KONSUMIEREN)

- ✓ Wenn Sie zu vorzeitigen Wehen neigen, sollten Sie keine Zuckeraustauschstoffe verwenden, weil diese die Tendenz noch steigern.
- ✓ Essen Sie maximal zwei Portionen Fisch pro Woche. Seefische wie Thunfisch, Lachs oder Makrele sind oft mit Quecksilber belastet.
- ✓ Weil Koffein den Herzschlag des Babys erhöht, nur wenig Cola, Kaffee und Schwarztee trinken (Energy-Drinks möglichst gar nicht).
- ✓ Tonic Water und Bitter Lemon enthalten wehenauslösendes Chinin, das zudem der kindlichen Entwicklung schaden kann.

Das 1. Trimester: Ernährung für werdende Mütter   **23**

HYGIENEMASSNAHMEN

✓ Vor dem Zubereiten von Speisen gründlich die Hände waschen.

✓ Gemüse und Obst immer sorgfältig waschen oder putzen.

✓ Essen Sie keine Lebensmittel mit abgelaufenem Haltbarkeitsdatum.

✓ Garen Sie alle warmen Speisen vollständig durch (mindestens 70 °C).

LEBENSMITTEL, DIE FÜR SCHWANGERE TABU SIND

Folgende Produkte können Erreger enthalten, die Toxoplasmose und Listeriose auslösen und damit das Kind extrem schädigen können:

✓ Rohmilchkäse und Weichkäse (zum Beispiel Feta, Büffelmozzarella, Brie, Camembert, Harzer oder Schimmelkäse)

✓ Rohwurst und Rohschinken (wie Teewurst, Zwiebelmettwurst, Parmaschinken oder Serranoschinken)

✓ Roher Fisch (Sushi, roher Thunfisch, Räucherlachs, Austern)

✓ Rohes Fleisch (Tatar, blutiges Steak, Carpaccio)

✓ Rohe Eier (Mayonnaise – insbesondere selbst gemachte, Tiramisu, weich gekochte Frühstückseier, Spiegeleier)

✓ Fertigsalat aus dem Supermarkt, küchenfertig zubereitete grüne Salate, rohe Sprossen oder Keimlinge

✓ Finger weg von Alkohol. Er kann das Kind stark schädigen.

TIPP

GENUG TRINKEN
Trinken Sie mindestens zwei Liter am Tag, am besten Wasser, Kräutertee, Saftschorle. Wenn Ihnen das schwerfällt: Eiswürfel aus Fruchtsaft lutschen, viel Wassermelone und Gurke essen.

Die Schwangerschaft

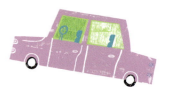

UNTERWEGS

Keine Frau will immer daheim bleiben, nur weil sie schwanger ist. Muss sie auch nicht. Ein paar Dinge sollten aber schon beachtet werden, wenn man mobil bleiben will.

AUTO FAHREN

- ✓ Auch wenn der Druck des Gurtes unangenehm ist: Schnallen Sie sich nicht zu locker an, der Gurt muss straff anliegen. Führen Sie den übers Becken verlaufenden Teil so tief wie möglich unterhalb des Bauches. Verwenden Sie eventuell einen Gurtadapter.
- ✓ Vorsicht: Müdigkeit, extreme Niedergeschlagenheit oder euphorische Glücksgefühle – allesamt in der Schwangerschaft keine Seltenheit – wirken sich auf die Reaktionszeit aus.
- ✓ Fahren Sie möglichst wenig selbst. Das höchste Verletzungsrisiko besteht, wenn Sie mit dem Bauch auf den Lenkradkranz aufprallen.
- ✓ Lassen Sie sich auch nach harmlosen Unfällen ärztlich untersuchen.
- ✓ Machen Sie auf längeren Strecken mindestens alle zwei Stunden Pause. Bewegung fördert die Durchblutung und ist wichtig fürs Baby.

AUF REISEN

- ✓ **Idealer Zeitpunkt:** Für Reisen bietet sich das zweite Schwangerschaftsdrittel an. Die großen hormonellen Umstellungen sind vorbei, die Schwangerschaft ist stabil und der Bauch ist zwar schon rund, aber noch nicht zu sehr im Weg.
- ✓ **Bahnreisen:** Sie haben den Vorteil, dass Mamas in spe gut auf und ab gehen können. Nachteil: Man muss das Gepäck oft selbst tragen.

✓ **Flugreisen:** Auch wenn prinzipiell möglich, nehmen einige Fluggesellschaften Schwangere ab der 34. Woche bei Langstreckenflügen nicht mehr an Bord, ab der 36. Woche auch nicht auf Kurzstrecken.

✓ **Platz am Gang:** Reservieren Sie im Flugzeug einen Sitz am Gang, dort herrscht mehr Beinfreiheit und Sie können schneller auf die Toilette.

✓ **Thrombosevorbeugung:** Egal, wie Sie verreisen: Wenn Sie lange sitzen müssen, sollten Sie spezielle Venenstützstrümpfe tragen (Rezept beim Arzt erbitten). Außerdem wichtig: viel trinken.

✓ **Auslandsreisen:** Erkundigen Sie sich, wie die medizinische Versorgung vor Ort aussieht. In vielen Ländern ist die Schwangerschaftsvorsorge anders als hierzulande. Sind besondere Impfungen nötig? Müssen Sie Medikamente einnehmen? Dann klären Sie, ob Sie diese Im Urlaubsland erhalten beziehungsweise dort einführen dürfen.

✓ **Krankenkasse:** Fragen Sie unbedingt nach, ob der Versicherungsschutz im Ausland auch bei einer Schwangerschaft ausreicht.

✓ **Reiseverbot:** Verzichten Sie bei Komplikationen in der Schwangerschaft, etwa einer drohenden Fehl- oder Frühgeburt, auf das Reisen. Wenn Sie unsicher sind, sprechen Sie mit Ihrem Arzt.

✓ **Nie allein:** Unternehmen Sie keine langen Touren oder Reisen, bei denen Sie ganz auf sich allein gestellt sind. Tragen Sie Ihren Mutterpass immer bei sich. Und denken Sie an Ihr Handy, damit Sie im Notfall Hilfe rufen können.

TIPP

GUT GEWAPPNET
Es gibt kluge und sinnvolle Apps für Auslandsreisen, mit denen Sie wichtige Begriffe wie „schwanger", „Arzt" und „Krankenhaus" schnell in der Landessprache finden. Sicherheitshalber die Begriffe und die regionalen Notfalltelefonnummern vor der Reise notieren und griffbereit halten."

HAUSTIERE

Generell spricht natürlich nichts dagegen, dass Sie Ihr Haustier behalten, wenn Sie ein Kind erwarten. Allerdings sollten werdende Mütter besonders streng auf Hygiene achten.

HYGIENEMASSNAHMEN

✓ **Tierarzt-Check:** Ist das Tier richtig geimpft, entwurmt und entlaust?

✓ **Flohhalsbänder:** Vorsicht, die Chemikalien darin können für Schwangere gefährlich sein. Fragen Sie den Tierarzt nach Alternativen.

✓ **Katzen:** Vermeiden Sie unbedingt den Kontakt mit Katzenkot; hier befinden sich die Erreger der Toxoplasmose. Die Reinigung der Katzentoilette sollte ein anderes Familienmitglied übernehmen.

✓ **Nager:** Hamster und Mäuse können das LCM-Virus übertragen, Frettchen und Ratten Listerose und Leptospirose. Halten Sie unbedingt Rücksprache mit dem Tierarzt. Eventuell können Sie das Tier während der Schwangerschaft bei Freunden oder Verwandten unterbringen.

✓ **Vögel:** Auch hier kann der Kot Parasiten enthalten, die die Gesundheit der Schwangeren und des Babys gefährden.

NEUE REGELN

✓ Hunde und Katzen sollten vor der Geburt wissen, was für sie tabu ist (Kinderzimmer, Wiege, Wickeltisch).

✓ Rechnen Sie damit, dass Ihr Tier eifersüchtig auf das Baby reagiert.

✓ Schaffen Sie Rückzugsmöglichkeiten für Ihren Vierbeiner.

✓ Planen Sie für die Geburt und für den Notfall eine »Pflegefamilie« ein. Es muss klar sein, wer sich um das Haustier kümmert.

Das 1. Trimester: Sport mit Babybauch?   27

SPORT MIT BABYBAUCH?

Bewegung lindert Schwangerschaftsbeschwerden und bereitet den Körper auf die Strapazen der Geburt vor.

GUT GEEIGNET

- ✓ Aquafitness, Schwimmen
- ✓ Ausgedehnte Spaziergänge
- ✓ Golfen
- ✓ Gymnastik, Yoga
- ✓ Radfahren
- ✓ Tai-Chi
- ✓ Tanzen
- ✓ Walking

NICHT GEEIGNET

- ✓ Ballsportarten
- ✓ Extremsportarten
- ✓ Inline-Skaten
- ✓ Reiten
- ✓ Rudern
- ✓ Skifahren
- ✓ Squash, Tennis
- ✓ Tauchen

DARAUF SOLLTEN SIE ACHTEN

- ✓ Puls unter 140 Schläge/Minute
- ✓ Ausreichend trinken
- ✓ Sanft und gut aufwärmen
- ✓ Gelenke schonen
- ✓ Genug Pausen machen
- ✓ Auf die Signale des Körpers achten: Was tut wirklich gut?

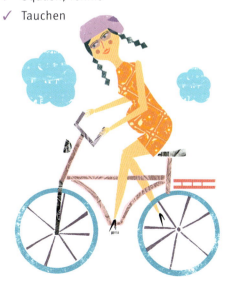

PFLEGEPRODUKTE & CO.

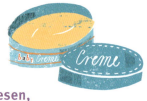

Der Teint einer Schwangeren wird zwar viel gepriesen, doch nicht alle werdenden Mütter sind mit ihrer Haut und ihren Haaren zufrieden. Welche Pflege empfiehlt sich?

HAUT

- ✓ **Unreine Haut:** Gesichtsdampfbäder mit Kamille und tägliches Reinigen mit Gesichtswasser helfen meist gut. Anti-Akne-Produkte mit Salicylsäure oder Retinol dagegen sind tabu. Beide können das ungeborene Kind schädigen.
- ✓ **Selbstbräuner:** Ein Hauch Farbe gefällig? Einige Bräunungscremes sind unbedenklich, andere jedoch enthalten bräunungsbeschleunigende Psoralene. Diese gelten als krebserregend und sollten in der Schwangerschaft vermieden werden.
- ✓ **Anti-Aging-Produkte:** Cremes gegen Fältchen enthalten oft Retinol, ein A-Vitamin, das an Stoffwechsel und Knochenbau beteiligt ist. Weil Vitamin A bei hochdosierter Einnahme im ersten Schwangerschaftsdrittel das Ungeborene schädigen kann, raten Hersteller Schwangeren vom Gebrauch ab, solange noch keine wirklich aussagekräftigen Studien vorliegen.

HAARE

- ✓ **Anti-Schuppen-Shampoos:** Manche Schwangeren neigen zu Schuppen. Spezial-Shampoos enthalten leider oft Salicylsäure oder Teer. Genauso wirkungsvoll: Spülung mit lauwarmen Brennnesselwasser.
- ✓ **Fettiges Haar:** Mildes Shampoo, lauwarmes Wasser und möglichst wenig Föhnen helfen, die Haare nicht noch mehr zu belasten.

✓ **Haarfärbemittel:** Chemische Substanzen gelangen über die Blutbahn zum Kind. Die Auswirkungen auf das Ungeborene sind noch nicht erforscht. Sanfte Tönungen mit pflanzlichen Farbstoffen sind eine ungefährliche Alternative. Sprechen Sie mit dem Frisör.

ALLERLEI

✓ **Nagellack und -entferner:** Beide enthalten zwar giftige Stoffe (zum Beispiel Lösungsmittel), aber nur in geringen Mengen. Lackieren ist also erlaubt. Atmen Sie die Dämpfe nicht ein und greifen Sie beim Entfernen möglichst zu acetonfreien Mitteln.

✓ **Enthaarungscremes:** Basieren auf reiner Chemie und riechen oft stark. Es gibt zwar keine Untersuchungen, ob sie das Kind schädigen, trotzdem sollten Sie besser darauf verzichten. Lästige Haare lieber abrasieren. Wachsen und Epilieren werden wegen der jetzt besonders sensiblen Haut oft als sehr schmerzhaft empfunden.

✓ **Weißmacher für die Zähne:** Schwangere neigen zu empfindlichem Zahnfleisch und zu Paradontose. Vom Aufhellen ist abzuraten. Alternative: eine professionelle Zahnreinigung beim Zahnarzt, die zugleich eine gute Vorsorge ist.

OFT GEFRAGT

JEDES KIND EIN ZAHN?
Zahnpflege ist in der Schwangerschaft besonders wichtig, denn Bakterien und Entzündungen können das Frühgeburtsrisiko erhöhen. Putzen Sie nach jeder Mahlzeit die Zähne und benutzen Sie ungewachste Zahnseide. Wenn Sie erbrochen haben, nicht gleich putzen, sondern den Mund nur ausspülen, so wird der Schmelz weniger angegriffen. Gehen Sie regelmäßig zum Zahnarzt und sagen Sie dort Bescheid, dass Sie schwanger sind.

DAS 2. TRIMESTER
(4. BIS 7. MONAT)

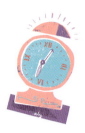

DAS ZWEITE SCREENING

Sind Auffälligkeiten oder Fehlbildungen zu erkennen? Das ist die wichtige Frage, die beim zweiten Ultraschall zwischen der 18. und 22. Schwangerschaftswoche beantwortet werden soll.

WORAUF DER FRAUENARZT ACHTET

- ✓ Entwickelt sich das Baby zeitgerecht? Stimmt der errechnete Geburtstermin? Dazu werden Kopf und Körper vermessen.
- ✓ Wie entwickeln sich die Organe des Kindes?
- ✓ Lage und Struktur des Mutterkuchens (Plazenta) werden untersucht.
- ✓ Ist die Fruchtwassermenge ausreichend?
- ✓ Gibt es Auffälligkeiten?
- ✓ Auf Wunsch der Eltern kann oft schon eine Aussage getroffen werden, ob das Baby ein Junge oder ein Mädchen ist. Der Arzt achtet aber vor allem auf die Gesundheit des Kindes.
- ✓ Stößt der Arzt bei den Vorsorgeuntersuchungen auf Auffälligkeiten, gibt es erblich bedingte Krankheiten in der Familie oder liegt eine Risikoschwangerschaft vor, können Untersuchungen der pränatalen Diagnostik helfen festzustellen, ob das Baby gesund ist.

Das 2. Trimester: Das zweite Screening   **31**

MÖGLICHE UNTERSUCHUNGEN DER PRÄNATALEN DIAGNOSTIK

✓ **Chorionzottenbiopsie:** Erfolgt bereits in der 10. bis 12. Schwangerschaftswoche. Mit einer Hohlnadel wird durch die Bauchdecke eine Gewebeprobe aus dem Mutterkuchen entnommen und untersucht.

✓ **Nackentransparenzmessung:** In der 11. bis 14. Woche wird auf dem Ultraschall Flüssigkeit im Nackenbereich gemessen. Ist der Bereich verdickt, ist die statistische Wahrscheinlichkeit einer Erkrankung hoch und weitere Untersuchungen sind nötig.

✓ **Blutuntersuchungen:** Im mütterlichen Blut kann das Erbgut des Kindes untersucht werden und so die Wahrscheinlichkeit von Trisomien anzeigen. In Deutschland sind diese Tests, die viele Ärzte anbieten, keine Kassenleistung. Kosten: ab ca. 299 Euro.

✓ **Amniozentese:** Die Fruchtwasseruntersuchung wird meist zwischen der 15. und 17. Woche durchgeführt. Der Arzt entnimmt dazu Fruchtwasser, das Hautzellen des Kindes enthält. Die Laboruntersuchungen dieser Hautzellen zeigen deutlich, ob Veränderungen des Erbguts vorliegen oder nicht.

✓ **Feinultraschall:** Bei Auffälligkeiten im zweiten Screening wird oft ein Organultraschall beim Spezialisten veranlasst. Dort werden etwa 80 bis 90 Prozent aller Störungen entdeckt. Nach neuen Richtlinien soll die Feindiagnostik allen Schwangeren offen stehen. Fragen Sie bei Ihrer Krankenkasse nach.

> **WICHTIG**
>
> **BESSER OHNE GESCHWISTERKIND ZUM ULTRASCHALL**
> In 90 Prozent der Fälle ist das Ultraschallergebnis unauffällig. Manchmal aber erfahren Eltern, dass ihr Kind krank oder behindert sein könnte. Aus diesem Grund sollten Sie Geschwisterkinder lieber nicht zum Ultraschall mitnehmen.

GEWICHT – WAS IST ERLAUBT?

Die Gewichtszunahme spielt in der Schwangerschaft für viele Frauen eine wichtige Rolle. Doch keine Angst, es gehört dazu, dass die Waage immer mehr anzeigt.

- ✓ Bei jeder Vorsorgeuntersuchung wird das Gewicht kontrolliert, eine zu rasche Zunahme oder eine Abnahme können Alarmzeichen sein.
- ✓ In den ersten Monaten nehmen Schwangere kaum zu, einige Frauen nehmen wegen der Übelkeit sogar ab.
- ✓ Ab dem vierten Schwangerschaftsmonat nehmen werdende Mütter im Schnitt 250 bis 400 Gramm pro Woche zu, im letzten Schwangerschaftsdrittel etwa 500 Gramm.
- ✓ Wenn Sie in der Woche mehr als 600 Gramm zunehmen, sollten Sie mit dem Frauenarzt sprechen. Eventuell sind Wassereinlagerungen schuld – oder aber zu viele Kalorien. Oft wird dann eine Ernährungsberatung empfohlen. Die Kosten dafür übernehmen die Kassen.
- ✓ Wie viel eine Schwangere zunehmen sollte, hängt vom Gewicht/BMI vor der Schwangerschaft ab (siehe Seite 33). Dazu müssen Sie zunächst den Body-Mass-Index (BMI) ermitteln. Die einfache Formel: Körpergewicht in Kilogramm geteilt durch Körpergröße in Meter zum Quadrat.

> **WICHTIG**
>
> **DIÄTEN SIND JETZT TABU**
> Machen Sie in der Schwangerschaft auf keinen Fall eine Diät. Das könnte das Kind massiv schädigen, da ihm wertvolle Nährstoffe fehlen. Versuchen Sie, sich stattdessen in den nächsten Wochen und Monaten besonders ausgewogen zu ernähren.

Das 2. Trimester: Gewicht – was ist erlaubt?

WIE VERTEILT SICH DAS GEWICHT?

Nimmt eine Frau etwa 12 Kilogramm in der Schwangerschaft zu, so verteilt sich das Gewicht in der 40. Schwangerschaftswoche so:

- ✓ Gebärmutter: circa 1 Kilo
- ✓ Erhöhte Blutmenge: circa 1,5 Kilo
- ✓ Wassereinlagerungen: circa 2 Kilo
- ✓ Energiereserven für das Stillen: circa 2 Kilo
- ✓ Baby: circa 3,5 Kilo
- ✓ Plazenta: circa 0,6 Kilo
- ✓ Fruchtwasser: circa 1 Kilo

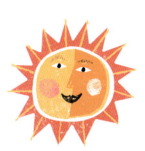

DER BMI

Der BMI vor der Schwangerschaft	Gewichtszunahme/ Monat	Gewichtszunahme in der gesamten Schwangerschaft
Untergewicht (BMI unter 19,8)	2,3 kg	12,7–18,2 kg
Normalgewicht (BMI 19,8–26,0)	1,8 kg	11,4–15,9 kg
Übergewicht (BMI 26,1–29,0)	1,2 kg	6,8–11,4 kg
Starkes Übergewicht (BMI über 29,0)	0,9 kg	6,8 kg
Zwillingsschwangerschaft	2,7 kg	15,9–20,4 kg

BETREUUNG DURCH DIE HEBAMME

Hebammen sind viel mehr als nur Geburtshelferinnen. Sie bieten gemeinsam mit dem Arzt die Vorsorge der Schwangeren an, haben ein offenes Ohr für Sorgen und Ängste und können aufgrund ihrer Erfahrungen oft wertvolle Tipps geben.

WAS GENAU BIETEN HEBAMMEN?

- ✓ **Vorsorge und Begleitung:** Hebammen können alle Vorsorgetermine bis auf die vorgeschriebenen Ultraschalluntersuchungen machen. Vorteil: Die Hebammenbetreuung ist oft persönlicher und die Hebammen nehmen sich mehr Zeit. Viele Frauen lassen sich auch von Hebamme und Arzt gemeinsam betreuen.
- ✓ **Hilfe und Unterstützung:** Bei Schwangerschaftsbeschwerden wie Kopfschmerzen, Schnupfen oder Übelkeit bieten Hebammen Rat und arbeiten oft mit Naturheilverfahren oder mit Akupunktur.
- ✓ **Geburtsvorbereitung:** Hebammen helfen dabei, sich optimal auf die Geburt vorzubereiten – in einem Kurs oder bei einer individuellen Beratung nur für die Gebärende oder für das Paar.
- ✓ **Geburtshilfe:** Jede Geburt in Deutschland wird von einer Hebamme unterstützt. Möchten Sie eine Hausgeburt, sollten Sie sich frühzeitig um eine Hausgeburtshebamme kümmern. Auch in der Klinik können Sie von der Hebamme Ihrer Wahl begleitet werden, müssen dazu aber rechtzeitig mit einer freiberuflichen Hebamme Kontakt aufnehmen. Ansonsten betreut die Hebamme, die gerade Dienst hat.
- ✓ **Vorbereitung und Hilfe beim Stillen:** Die Hebamme zeigt der frischgebackenen Mutter verschiedene Stillpositionen, gibt Tipps bei Problemen und kontrolliert das Gewicht des Kindes.

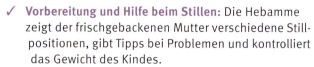

- ✓ **Wochenbett:** Bis zehn Tage nach der Geburt kommt die Hebamme täglich. Sie gibt Rat, überprüft die Wundheilung und untersucht, wie es dem Neugeborenen geht. Bis zur achten Woche können Sie die Hebamme weitere 16-mal um Hilfe bitten (auch telefonisch), bei Still- und Ernährungsproblemen darüber hinaus noch achtmal bis zum Ende der Stillzeit. Die Kosten tragen die Kassen.
- ✓ **Rückbildungsgymnastik:** Auch Kurse zur Rückbildung werden von der Kasse gezahlt, denn sie dienen der Gesundheit der Mutter.

WELCHE HEBAMME PASST ZU UNS?

- ✓ Suchen Sie gleich nach Erhalt des Mutterpasses eine Vorsorgehebamme. Dabei helfen neben dem Frauenarzt auch die Hebammenlisten der Stadt oder Gemeinde.
- ✓ Vorsorgehebammen bieten oft auch Geburtsvorbereitungskurse, Wochenbettbetreuung und Rückbildungskurse an. Wenn nicht, können sie Kolleginnen empfehlen.
- ✓ Die Hebamme sollte in der Nähe wohnen, sodass sie keine lange Anfahrt hat und schnell vor Ort ist.
- ✓ Sprechen Sie mit mehreren Hebammen und verlassen Sie sich auf Ihr Bauchgefühl. Die Hebamme sollte Ihnen sympathisch sein. Stimmt die »Wellenlänge«, können Sie Ängste leichter aussprechen und Tipps besser annehmen.
- ✓ Wer eine Hausgeburt plant, sollte sofort nach einer freiberuflichen Hebamme suchen. Geburtsbegleiterinnen sind schnell ausgebucht.
- ✓ In der Klinik können Sie das Geburtsteam ebenfalls vorher kennenlernen. Oft werden dort auch Vorbereitungskurse angeboten. Gut zu wissen: Viele Hebammen arbeiten freiberuflich in der Klinik und bieten auch Nachsorge an.
- ✓ Mehr Infos rund ums Thema »Hebamme« finden Sie im Internet unter: www.hebammensuche.de oder www.hebammenverband.de.

LUST UND PARTNERSCHAFT

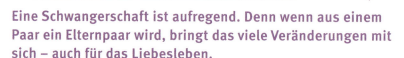

Eine Schwangerschaft ist aufregend. Denn wenn aus einem Paar ein Elternpaar wird, bringt das viele Veränderungen mit sich – auch für das Liebesleben.

SEX MIT BABYBAUCH

- ✓ **Nähe und Intimität:** Küssen, Streicheln und Kuscheln sind immer erlaubt und vielen Frauen jetzt besonders wichtig. Bei unkomplizierten Schwangerschaften ist gegen Sex auch nichts einzuwenden. Vorsicht aber im Einzelfall (siehe Kasten).
- ✓ **Schwankende Lust:** Die Schwangerschaftsübelkeit mindert oft erst mal das Verlangen nach Sex. Später dagegen haben viele Frauen sogar mehr Lust. Der Körper wird weicher und runder und die gute Durchblutung kann für besonderes Lustempfinden sorgen.
- ✓ **Angst vor Sex:** Einige Männer fühlen sich jetzt unwohl beim Sex und haben Angst, ihrem Kind wehzutun. Dabei ist das Baby bestens geschützt. Die Bewegungen lassen es sogar schön schaukeln.
- ✓ **Keine Wehenförderung:** Orgasmen sorgen nicht für frühzeitige Wehen. Allenfalls kurz vor der Geburt kann Sperma Wehen auslösen. Und auch das nur, wenn das Baby bereit ist, auf die Welt zu kommen.

> **WICHTIG**
>
> **SEX? BESSER NICHT!**
> Bei folgenden Schwangerschaftsproblemen wird dringend vom Geschlechtsverkehr abgeraten: Neigung zu Fehlgeburten, Blutungen, vorzeitige Wehen, Blasensprung, drohende Frühgeburt oder falsche Lage des Mutterkuchens.

✓ **Leichte Blutungen:** Der Muttermund ist in der Schwangerschaft besonders gut durchblutet und kann bei leichten Berührungen schnell bluten. So eine Kontaktblutung ist kein Grund zur Sorge, sollte aber mit dem Arzt besprochen werden.

»VERKEHRSREGELN«

✓ Bei der »Löffelchenposition« dringt der Penis nicht so tief ein, der Bauch wird nicht belastet.

✓ Alle Positionen, in denen die Frau oben ist, belasten den Bauch nicht. Das Gleiche gilt für sitzende oder stehende Haltungen.

✓ Gemeinsam lachen, Neues ausprobieren und viele Kissen zur Entlastung gehören jetzt dazu.

✓ Alles, was unangenehm ist, sofort abbrechen (etwa die Missionarsstellung, die eventuell zu sehr auf den Bauch drückt).

ELTERN WERDEN, LIEBESPAAR BLEIBEN

✓ Kosten Sie die Zeit »allein« zu zweit jetzt aus: Noch können Sie ohne Babysitter ins Kino, gemeinsam Essen gehen oder lange einen Sonnenuntergang bewundern. Genießen Sie das! Ein Baby verändert die Partnerschaft nachhaltig. Schließlich steht dann der kleine Mensch im Mittelpunkt.

✓ Schaffen Sie sich schon jetzt gemeinsame Rituale: sanfte Massagen, gemeinsames Vorlesen im Bett, feste Zeiten am Tag, die nur Ihnen beiden gehören, oder der Abschiedskuss. Feste Rituale sorgen für Verbundenheit und sollten auch später bei Babystress nicht vergessen werden.

✓ Sprechen Sie offen darüber, was Sie bewegt. Worauf freuen Sie sich? Wovor haben Sie Angst? Wie wollen Sie die ersten Monate mit Baby gestalten? Miteinander reden ist jetzt besonders wichtig.

UMSTANDSMODE EINKAUFEN

Der Bauch wird immer runder und selbst normale Hosen mit Gummizug passen im zweiten Schwangerschaftsdrittel kaum noch. Doch welche Anschaffungen lohnen sich wirklich?

DARAUF SOLLTEN SCHWANGERE BEIM EINKAUFEN ACHTEN

✓ Gönnen Sie sich gut sitzende Umstandsmode. Wer im Schrank einfach zu extraweit geschnittenen Teilen greift, fühlt sich unter Umständen nur dick und nicht schwanger.

✓ Entscheiden Sie sich lieber für wenige Kleidungsstücke, die sich gut miteinander kombinieren lassen und bestens verarbeitet sind, damit sie lange gut sitzen.

✓ Praktisch ist es, wenn Varianten möglich sind und Sie zum Beispiel eine Hose auf verschiedene Längen krempeln oder Röcke zu legeren und feierlichen Anlässen tragen können.

✓ Vermeiden Sie Kunstfasern. Gerade in der Schwangerschaft reagiert die Haut sensibel und manche Frauen schwitzen mehr.

✓ Achten Sie darauf, dass nichts einengt oder einschnürt. Das ist nämlich nicht nur unangenehm, sondern auch schlecht für die Durchblutung. Ideal sind Bündchen aus dehnbarem Material, das Woche für Woche »mitwächst«.

✓ Umstandsshirt im doppelten Einsatz: Viele Oberteile für Schwangere sind extra so geschnitten, dass Sie sie auch in der Stillzeit noch gut tragen können. Sehr praktisch!

✓ Unterhosen extra für Schwangere müssen nicht sein. Wichtig ist nur, dass der Slip entweder unter dem Bauch sitzt oder über den ganzen Bauch geht. Diese XXL-Variante ist zwar nicht hübsch, aber meist sehr angenehm zu tragen.

Das 2. Trimester: Umstandsmode einkaufen

- ✓ Auch wer sonst nicht gern einen BH trägt: In der Schwangerschaft kann ein zusätzlicher Schutz für das Bindegewebe sehr nützlich sein. Aber lieber nur ein bis zwei BHs kaufen, da die Brust weiter wächst.
- ✓ Es muss nicht immer neu sein. Umstandsmode wird oft nur kurz getragen. Fragen Sie im Freundeskreis nach, ob jemand etwas verleiht oder verkauft. Auch in Internet-Verkaufsplattformen, FB-Gruppen oder Second-Hand-Läden gibt es Schnäppchen.
- ✓ Fast unverzichtbar sind Bauchbänder. Mit ihnen können Sie nicht nur Hosen unauffällig offen tragen, sondern auch Oberteile weiter benutzen, die sonst zu kurz wären.

EINKAUFSLISTE: WAS BRAUCHEN SCHWANGERE?

- ✓ 2 bis 3 gut sitzende Hosen (mit verstellbaren oder elastischen Bündchen)
- ✓ 1 Rock oder Kleid
- ✓ 2 bis 3 passende Oberteile
- ✓ 1 lange Strickjacke
- ✓ 2 passende BHs
- ✓ 5 bis 7 große Schlüpfer aus Baumwolle
- ✓ 1 bis 2 Paar bequeme flache Schuhe
- ✓ 1 Bauchband
- ✓ 2 Paar Stützstrümpfe, wenn Sie zu blauen Flecken oder roten Äderchen neigen
- ✓ Mehrere Paar Socken oder Strümpfe, die am Bund nicht einengen

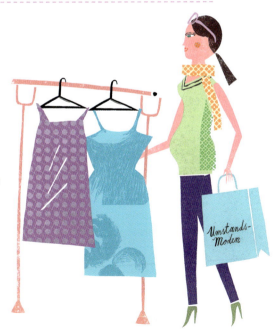

GEBURTSVORBEREITUNGSKURS

Gerade beim ersten Kind sind Eltern verunsichert: Was kommt alles auf uns zu? Ein Geburtsvorbereitungskurs vermittelt Grundwissen und Zuversicht für das bewegende Ereignis.

✓ **Der richtige Kurs:** Ein Kompaktseminar am Wochenende, ein reiner Frauenkurs oder ein Kurs für Paare? Sie haben die Wahl. Erkundigen Sie sich bei befreundeten Eltern, die haben oft gute Tipps.

✓ **Was wird vermittelt:** Informationen über die Geburt und die erste Zeit mit dem Kind, Gebärpositionen, Atem- und Entspannungstechniken und vieles mehr.

✓ **Kosten:** Die gesetzlichen Krankenkassen übernehmen die Kosten für die Geburtsvorbereitung der Frau (in der Regel 14 Termine). Ihr Partner muss die Kosten selbst finanzieren.

✓ **In der Nähe:** Bei einem Kurs in Ihrer näheren Umgebung lernen Sie andere zukünftige Eltern kennen. Fragen Sie in der Geburtsklinik, beim Frauenarzt oder der Hebamme nach Adressen. Auch unter www.gfg-bv.de finden Sie geschulte Geburtsvorbereiterinnen.

✓ **Spezielle Angebote:** Vor allem in Städten haben werdende Mütter viel Auswahl. Neben Basiskursen gibt es zum Beispiel Schwimmen, Yoga und Bauchtanz für Schwangere – und vieles andere.

✓ **Rechtzeitig anmelden:** Besonders gefragte Kurse sind schnell ausgebucht. Erkundigen Sie sich am besten gleich nach Erhalt des Mutterpasses nach den nächsten Terminen.

✓ **Die richtige Atmosphäre:** Achten Sie darauf, dass Sie sich in der Runde wohl und aufgehoben fühlen – und Ihr Partner auch. Die Geburtsvorbereitung ist wichtig. Nur wenn die Atmosphäre stimmt, können Sie auch Intimes ansprechen.

DEN SCHÖNSTEN BABYNAMEN FINDEN

**Für den eigenen Nachwuchs den passenden Namen aus-
zuwählen, ist gar nicht einfach. Was klingt schön?
Was ist erlaubt? Und was gefällt beiden Eltern?**

✓ Bis zu fünf Vornamen sind hierzulande erlaubt. Auf einen
sollten Sie sich vor der Geburt als Rufnamen einigen.

✓ Festgelegt wird der Name drei bis zehn Tage nach der Geburt auf
dem Standesamt (wenn die Eltern nicht denselben Namen tragen,
müssen sie sich dann auch für den Nachnamen entschieden haben).

✓ Viele Eltern überlegen sich mehrere Namen. So können sie nach der
Geburt denjenigen auswählen, der am besten passt. Vielleicht hat
sich der Arzt ja auch getäuscht und es wird doch ein Junge?

✓ In Deutschland gibt es bei der Namenswahl rechtliche Einschrän-
kungen. So muss der Name als Vorname erkennbar sein und das
Geschlecht des Kindes deutlich machen. Auch lächerliche Namen
oder solche mit negativer Bedeutung sind nicht zulässig.

✓ Viele Eltern möchten ihrem Kind einen besonderen oder ausgefal-
lenen Namen geben. Denken Sie aber daran, dass der Nachwuchs
diesen ein Leben lang trägt. Auch zum Nachnamen sollte der Name
passen. Gute Auswahlkriterien: Lässt sich der Name verniedlichen?
Wie klingt er, wenn Sie ihn laut auf dem Spielplatz rufen?

TIPP

NAMENSSUCHE IM WWW
Im Internet gibt es viele schöne Portale, die Ihnen bei der Suche
nach Namen fürs Baby helfen, zum Beispiel www.vorname.com,
www.baby-vornamen.de und www.beliebte-vornamen.de.

DAS BABY SPÜREN

Um die 18. Schwangerschaftswoche herum passiert es: Sie spüren ein zartes Flattern. Die ersten Kindsbewegungen! Sie werden von Tag zu Tag kräftiger und bald können Sie und Ihr Partner Kontakt mit dem Baby aufnehmen.

- ✓ **Babyzeit einplanen:** Kuscheln Sie sich auf dem Bett ein und freuen Sie sich darauf, eine Familie zu sein. Gerade für den Papa ist es wichtig, das Kind zu spüren, indem er den Bauch streichelt und eine Bewegung spürt. Vielleicht klappt das ja jeden Abend?
- ✓ **Nur für Papas:** Ein Spiel, das Mamas leider nicht mitspielen können: Der werdende Vater legt seine Wange auf den Bauch und spricht mit dem Baby. So kann er das Kind deutlich spüren und hören.
- ✓ **Vorlesen:** Babys lieben Geschichten und Reime, sie klingen so schön. Vor allem die tiefe Stimme des Vaters wirkt beruhigend. Je öfter das Ungeborene sie hört, desto vertrauter wird sie.
- ✓ **Musik ist Trumpf:** Musik stimuliert das Gehirn und tatsächlich reagieren Kinder später auf Musik, die sie im Mutterbauch gehört haben. Einfach ausprobieren!
- ✓ **So klingt die Welt:** Sie können dem Baby Geräusche vorspielen. Worauf reagiert es? Strampelt es, wenn es den Staubsauger hört? Was passiert, wenn Sie klatschen?
- ✓ **Licht an:** Ungeborene reagieren auf Licht. Probieren Sie es aus, indem Sie eine Taschenlampe an den Bauch halten.
- ✓ **Ratespiel:** Was spüren Sie gerade unter der Hand? Den Kopf, den Po oder eine kleine Hand? Stupsen Sie Hand oder Fuß zart an und warten Sie auf eine Reaktion. Dieses »Spiel« ist auch sehr gut für Geschwisterkinder geeignet.

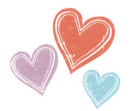

WENN DAS ZWEITE KIND KOMMT

Wir kriegen ein Baby! Das bedeutet oft auch, dass ein älteres Kind ein Geschwisterchen bekommt. Worauf sollten Sie als Eltern in diesem Fall achten?

✓ **Die frohe Botschaft mitteilen:** Je jünger das Kind ist, desto mehr Zeit können Sie sich mit dem Einweihen lassen. Aber Achtung: Auf keinen Fall sollte Ihr Kind von Dritten (Großeltern, Freunden) erfahren, dass bald ein Baby zur Familie gehört.

✓ **Was ist los?** Wissen Kinder von der Schwangerschaft, können sie das ungewohnte Verhalten der Eltern (vor allem Übelkeit, Müdigkeit) besser verstehen. Auch wenn die Schwangerschaft nicht gut verläuft, sollte das kindgerecht erklärt werden.

✓ **Detaillierte Aufklärung?** Kindern bis zu drei Jahren reicht es, wenn man ihnen sagt: »Das Baby wächst in Mamas Bauch.« Auch Kindergartenkinder und kleine Schulkinder wollen oft gar nicht mehr wissen. Fragen sollten aber beantwortet werden.

✓ **Keinen Jubel erwarten:** Wenn ein Baby kommt, wird vieles anders. Doch was genau? Manche Kinder reagieren daher auf die Nachricht erst einmal abweisend, aggressiv oder sind sehr nähebedürftig.

✓ **Eifersucht vermeiden:** Achten Sie unbedingt darauf, dass nicht nur das Baby im Mittelpunkt steht. Unternehmen Sie etwas nur mit dem älteren Kind und zeigen Sie ihm, wie wichtig es Ihnen ist.

✓ **Mit einbeziehen:** Das Geschwisterkind darf mithelfen und zum Beispiel Babykleidung heraussuchen oder den Schlafplatz einrichten. Lassen Sie es auch erste Babytritte spüren.

✓ **Vorbereitung:** Für Kinder ab fünf Jahren gibt es Geschwisterkurse bei der Hebamme oder in der Klinik. Auch ein Besuch bei Freunden mit Säugling ist eine gute Vorbereitung.

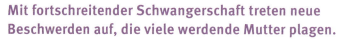

HILFE BEI BESCHWERDEN

Mit fortschreitender Schwangerschaft treten neue Beschwerden auf, die viele werdende Mutter plagen.

WADENKRÄMPFE, TAUBHEITSGEFÜHL

- ✓ Ab der 20. Schwangerschaftswoche können Mineralstoffmangel und Flüssigkeitsstau dazu führen, dass vor allem in der Nacht unangenehme Krämpfe oder ein Taubheitsgefühl auftreten.
- ✓ **Vorbeugung:** Essen Sie viele Vollkornprodukte und viel grünes Gemüse. Und trinken Sie magnesiumhaltiges Mineralwasser.
- ✓ **Bei akuten Beschwerden:** Um die Muskulatur zu entkrampfen, das Bein ausstrecken, die Zehen zum Körper ziehen und die Fußsohlen gegen eine glatte Fläche (Wand, Bett) drücken. Danach aufstehen und auf den Fersen gehen. Auch hilfreich: Massagen und Wärme.
- ✓ **Zum Arzt:** Wenn die Beschwerden oft auftreten, könnte ein Magnesiummangel vorliegen. Ein Blutbild kann diese Frage klären.

WASSEREINLAGERUNGEN (ÖDEME)

- ✓ Der Körper einer werdenden Mutter lagert bis zum Ende der Geburt circa sieben Liter Extraflüssigkeit ein. Leider dringt einiges davon durch die Venen in das umliegende Gewebe. Die Folge: Beine, Hände und Füße schwellen an.
- ✓ **Vorbeugung:** Stützstrümpfe tragen. Fragen Sie Ihren Arzt nach einem Rezept, wenn Sie zu feinen Äderchen oder blauen Flecken neigen. Auch wichtig: viel bewegen, viel trinken und zwischendurch möglichst oft die Beine hochlegen. Verzichten Sie nicht auf Salz; neue Studien haben ergeben, dass salzarme Kost eher schadet.

- ✓ **Bei akuten Beschwerden:** Ringe abnehmen, passende Schuhe tragen. Bürstenmassagen und kalte Güsse regen die Durchblutung an.
- ✓ **Zum Arzt:** Bei wiederholten Beschwerden mit dem Arzt sprechen. Auf keinen Fall Brennnesseltee trinken oder andere harntreibende Mittel einnehmen.

RÜCKENSCHMERZEN

- ✓ In der Schwangerschaft nimmt Ihr Körpervolumen um bis zu 30 Prozent zu. Zusätzlich verlagert sich durch den Babybauch der Körperschwerpunkt. Beides belastet den Rücken.
- ✓ **Vorbeugung:** Gymnastik und Schwimmen entlasten und kräftigen die Muskulatur. Genauso wichtig: eine ausgewogene Ernährung. Ein Kalzium- oder Magnesiummangel können die Gelenke belasten. Tragen Sie nicht zu schwer. Wählen Sie flache, bequeme Schuhe.
- ✓ **Bei akuten Beschwerden:** Wärmflasche, Kirschkernkissen oder ein Wannenbad bringen wohlige entspannende Wärme. Unmittelbar bei Schmerzen hilft Bettruhe, möglichst mit Kissen zur Entlastung.

SODBRENNEN

- ✓ Am Ende der Schwangerschaft ist der ringförmige Verschlussmuskel zwischen Speiseröhre und Magen weicher. Zugleich drückt der Magen von unten. So gelangt Magensäure in die Speiseröhre.
- ✓ **Vorbeugung:** Über den Tag verteilt mehrere kleine Portionen essen (nach 18 Uhr nichts mehr). Auf Kaffee, Tee und Getränke mit Kohlensäure, auf fette, scharf angebratene und stark gewürzte Speisen sowie auf Süßigkeiten verzichten. Kopf beim Schlafen erhöht lagern.
- ✓ **Bei akuten Beschwerden:** Heilerdekapseln binden die Magensäure. Haferflocken, etwas Weißbrot oder ein Glas Milch neutralisieren überschüssige Säure. Auch langsam zwei bis drei Mandeln zu kauen hilft.

DAS 3. TRIMESTER
(8. BIS 10. MONAT)

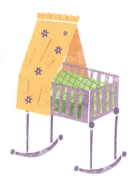

DAS NEST VORBEREITEN

Natürlich möchten Sie Babys neues Zuhause schön und kuschelig herrichten. Auf ein paar Dinge sollten Sie dabei achten.

GUT PLANEN

- ✓ **Der beste Platz fürs Baby:** Ein Neugeborenes braucht noch keinen eigenen Raum. Es sollte bei seinen Eltern schlafen, das gibt ihm Sicherheit und ist praktischer.
- ✓ **Alles sauber und ordentlich:** Viele Schwangere meinen, vor der Geburt alles sortieren, aufräumen und reinigen zu müssen. Doch Vorsicht: Die Dämpfe aggressiver Putzmittel können dem Kind schaden.
- ✓ **In Ruhe:** Vergessen Sie nicht, trotz Nestbaufieber Pausen einzulegen und regelmäßig zu essen und zu trinken.

STREICHEN IST FÜR MAMA TABU!
Viele Farben und Lacke enthalten Stoffe, die Schwangere nicht einatmen sollten, weil sie das Baby belasten können. Auch Möbel-Rücken oder schweres Heben sollten Sie anderen überlassen.

DIE KINDERZIMMEREINRICHTUNG

- ✓ **Lieber hochwertig:** Achten Sie beim Kauf auf gute, kindgerechte Verarbeitung und TÜV-Siegel.
- ✓ **Mitwachsmöbel:** Bevorzugen Sie Möbel, die lange genutzt werden können, wie ein Gitterbettchen, das sich später zum Juniorbett umbauen lässt, oder eine Wickelkommode, die zum praktischen Aufbewahrungsmöbel wird.
- ✓ **Gute Matratze:** Ausgelegene oder zu dünne Matratzen schaden Babys Wirbelsäule. Wählen Sie eine feste, schadstoffarme Matratze.
- ✓ **Wickelkommode:** Muss nicht sein, Sie können auch Möbel wie Tische oder Regale umbauen. Wichtig ist eine dicke Wickelauflage. Soll es eine Kommode sein, unbedingt auf die passende Höhe achten. Sonst bekommen Sie oder Ihr Partner Rückenschmerzen.
- ✓ **Stauraum:** Einen Schrank braucht ein Baby noch nicht. Die meisten Kleidungsstücke passen in die Wickelkommode oder in ein Regal.

EINKAUFSLISTE: ANSCHAFFUNGEN FÜR DAS KINDERZIMMER

- ✓ Stubenwagen, Wiege oder Babybett
- ✓ Neue Matratze
- ✓ 2 wasserdichte Unterlagen für den Schlafplatz
- ✓ 2 bis 3 Spannbettlaken
- ✓ Moltontücher (KEIN Kissen)
- ✓ Abwischbare Wickelauflage
- ✓ Regal oder Kommode für Kleidung und Spielzeug

Praktisch, aber kein Muss:
- ✓ Betthimmel mit Himmelstange
- ✓ Wickelkommode
- ✓ Spieluhr
- ✓ Schönes Mobile

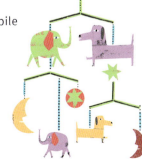

BABYS ERSTAUSSTATTUNG

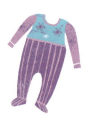

Für das Baby einzukaufen ist wunderbar! Sie sollten sich aber einen Plan machen, was Sie wirklich brauchen.

EINKAUFSLISTE: Erste Kleidung für das Baby

- ✓ 5 bis 8 Bodys (Gr. 56/62), je nach Jahreszeit lang- oder kurzärmelig
- ✓ Im Winter zusätzlich 2 extra-warme Bodys aus Wolle/Seidegemisch
- ✓ 5 bis 8 langärmelige Oberteile, seitlich geknöpft (Gr. 56–68)
- ✓ 5 bis 8 Hosen oder Strampler (Gr. 56–68)
- ✓ 2 bis 6 Paar Erstlingssöckchen (Baumwolle und/oder Wolle)
- ✓ 4 Strumpfhosen (im Winter)
- ✓ 3 leichte Mützchen aus Wolle/Seide oder Baumwolle (kleinste Größe)
- ✓ 3 Paar dicke Babysocken
- ✓ 3 Paar dünne Babysocken
- ✓ 3 bis 4 Schlafanzüge
- ✓ 1 bis 2 leichte Jäckchen (Dicke je nach Jahreszeit)
- ✓ 1 Ausfahrgarnitur bzw. Babyoverall im Winter (für draußen)
- ✓ 2 Paar Fäustlinge (im Winter)
- ✓ 1 bis 2 Mützen nach Jahreszeit (warm oder sommerlich)
- ✓ Wichtig: Neue Babysachen sollten Sie vor dem ersten Tragen unbedingt waschen, um möglicherweise vorhandene Schadstoffe zu entfernen.

EINKAUFSLISTE: Alles für die Ernährung

- ✓ Still-BH mit Stilleinlagen
- ✓ Stillkissen
- ✓ Thermoskanne (für Milchbildungstee)

Das 3. Trimester: Babys Erstausstattung

Wenn Sie sicher sind, dass Sie nicht stillen wollen:
- ✓ Pre-Nahrung (in Absprache mit der Hebamme)
- ✓ 6 Fläschchen für Milch
- ✓ 2 kleine Fläschchen für Tee
- ✓ 6 Milchsauger Größe 1
- ✓ 4 Teesauger Größe 1
- ✓ Flaschenbürste
- ✓ Flaschenwärmer
- ✓ Thermoskanne (für warmes Wasser)

EINKAUFSLISTE: Wichtiges für den Babyalltag

- ✓ Kinderwagen und/oder Tragehilfe (siehe Seite 112 f.)
- ✓ Babyschale fürs Auto
- ✓ Krabbeldecke oder Wolldecke
- ✓ 2 Schlafsäcke, die noch »mitwachsen«
- ✓ Babyfon
- ✓ 10 Mullwindeln (als Unterlage und/oder »Spucktuch«)
- ✓ Wickeltasche (oder normale größere Tasche mit Fächern)
- ✓ Gepolsterte und abwaschbare Wickelauflage
- ✓ 1 Packung Einmal- oder Stoffwindeln (kleinste Größe)
- ✓ Feuchttücher für unterwegs
- ✓ Babybadewanne oder -eimer
- ✓ Babyöl, Wundcreme
- ✓ 2 Kapuzenbadetücher
- ✓ Babynagelschere
- ✓ Babybürste
- ✓ Babyfieberthermometer

> **NÜTZLICHE GESCHENKE**
> Werdende Eltern werden von Freunden und Familie oft gefragt, was sie sich zur Geburt wünschen. Wünschen Sie sich Dinge, die das Baby wirklich braucht, sonst bekommt das Kleine viel Überflüssiges oder Sie haben vieles doppelt. Auch eine gute Idee: Gutscheine, die Sie nach und nach einlösen können.

GEBURTSVORBEREITUNG FÜR VÄTER

Die Aufregung steigt. Werdende Papas fühlen sich oft hilflos, dabei wäre ihre Unterstützung gerade kurz vor der Geburt besonders wichtig. Worauf sollen Männer also achten?

✓ **Geburtsstätte finden:** Wo soll Ihr Kind zur Welt kommen? In der Klink, im Geburtshaus oder vielleicht sogar zu Hause? Überlegen Sie gemeinsam mit Ihrer Partnerin, welcher Geburtsort und welche Atmosphäre Ihnen für Sie beide am besten geeignet zu sein scheint.

✓ **Gemeinsam üben:** Die Teilnahme am Geburtsvorbereitungskurs ist für beide Elternteile wichtig. Dort lernen Sie hilfreiche Atemübungen und andere Techniken, die die Geburt erleichtern. Sie müssen zwar später nicht mithecheln, aber Sie können Ihre Frau aufmuntern und daran erinnern, was sie gelernt hat.

✓ **Miteinander reden:** Besprechen Sie sich mit Ihrer Partnerin: Was erwartet sie von Ihnen bei der Geburt? Wie können Sie sie bestmöglich unterstützen? Ihre Hebamme kann Sie beraten.

✓ **Ehrlich sein:** Sie können sich nicht vorstellen, bei der Geburt dabei zu sein? Begleiten Sie Ihre Partnerin beim Kennenlerntermin in der Klinik und sprechen Sie über Ihre Ängste – vor allem auch mit der werdenden Mutter.

✓ **Sich informieren:** Wie ändert sich das Leben, wenn das Baby da ist? Es hilft, sich frühzeitig auf die Veränderungen einzustellen. Fragen Sie auch im Bekannten- und Freundeskreis: Erfahrene Väter haben oft gute und ehrliche Tipps.

✓ **Geschwisterversorgung:** Haben Sie bereits größere Kinder, ist der Vater bei der Planung und Organisation besonders gefragt. Wer kümmert sich während der Geburt und in den ersten Tagen nach der Entbindung um die Geschwister?

Das 3. Trimester: Geburtsvorbereitung für Väter

- ✓ **Die Klinik erkunden:** Wo müssen Sie bei der Entbindung genau hin? Wo können Sie parken? Wo ist der Eingang zum Kreißsaal?
- ✓ **Die Autofahrt planen:** Erkunden Sie die kürzeste Strecke und denken Sie daran, dass das Auto immer ausreichend betankt ist. Im Notfall muss es schnell gehen.
- ✓ **Die Geburt planen:** Was ist der zukünftigen Mama wichtig? Möchte sie, dass bei der Geburt Fotos gemacht werden? Was denkt sie über Schmerzmittel? Welche Unterstützung wünscht sie sich? Sie sind bei der Geburt das »Sprachrohr« Ihrer Partnerin. Sie selbst wird sich dann vielleicht nicht darum kümmern können.
- ✓ **Erreichbar sein:** Die wenigsten Kinder kommen am errechneten Stichtag zur Welt. Schalten Sie daher das Handy ein und seien Sie möglichst immer erreichbar. Informieren Sie Ihren Arbeitgeber, damit Sie jederzeit rasch aufbrechen können.
- ✓ **Die Klinikzeit planen:** Wie stellen Sie sich die Tage nach der Entbindung vor? Einige Kliniken bieten Familienzimmer an, möchten Sie dort schlafen? Wie sind sonst die Besuchszeiten geregelt?

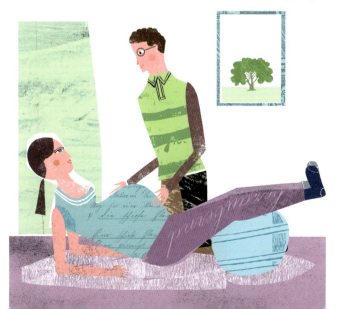

FORMALITÄTEN VOR DER GEBURT

Wer füllt schon gerne Anträge und Formulare aus? Doch als Lohn für die Mühe gibt es finanzielle Unterstützung.

MUTTERSCHAFTSGELD

✓ **Was ist das?** Sechs Wochen vor und acht Wochen nach der Geburt gilt der Mutterschutz. In dieser Zeit wird Mutterschaftsgeld gezahlt.

✓ **Wer hat Anspruch?** Frauen, die Mitglied einer gesetzlichen Krankenversicherung sind, sowie Privatversicherte.

✓ **Wie viel?** Gesetzlich Versicherte erhalten bis zu 13 Euro täglich, Privatversicherte können einmalig 210 Euro beantragen. Auch Geringfügigverdienende erhalten vom Bundesversicherungsamt einmalig maximal 210 Euro. Bei Arbeitslosen entspricht das Mutterschaftsgeld dem Betrag des Arbeitslosengeldes.

✓ **Rechtzeitig informieren:** Welche Stelle ist zuständig? In der Regel kann die Krankenkasse Auskunft geben. Detaillierte Infos finden Sie unter: www.mutterschaftsgeld.de.

✓ **Ab wann beantragen?** Spätestens sieben Wochen vor der Geburt, möglichst schon früher. Dazu brauchen Sie vom Arzt oder von der Hebamme eine Bescheinigung über den errechneten Geburtstermin.

INFO

GELD VOM ARBEITGEBER
Das Mutterschaftsgeld wird vom Arbeitgeber bis zur Höhe des Nettogehalts aufgestockt. Als Berechnungsgrundlage gilt dabei das durchschnittliche Nettogehalt der letzten drei Monate vor Beginn des Mutterschutzes.

ELTERNGELD

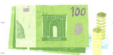

- ✓ **Was ist das?** Eine finanzielle Familienleistung für Eltern, die ihr Baby selbst versorgen und nicht mehr als 30 Stunden in der Woche erwerbstätig sind.
- ✓ **Wie lange?** Das volle Elterngeld kann mindestens zwei und bis zu zwölf Monate bezogen werden. Reduzieren beide Eltern die Arbeit oder bleiben zu Hause, gibt es zwei zusätzliche Partnermonate. Mit Elterngeld Plus können Paare 24 bzw. 28 Monate Elterngeld beanspruchen. Sie erhalten dann nur die Hälfte des Elterngeldes, dafür aber länger.
- ✓ **Wer hat Anspruch?** Alle Eltern, die ihr Neugeborenes versorgen und nicht mehr als 30 Stunden in der Woche erwerbstätig sind.
- ✓ **Wie viel?** Der Mindestsatz beträgt 300, der Höchstsatz 1800 Euro im Monat. Die Höhe orientiert sich am verdienten Einkommen im Jahr vor der Geburt und liegt meist bei 67 Prozent des Verdienstes. Mehrlingseltern erhalten für jedes weitere Kind einen Zuschlag von 300 Euro im Monat. Für Geschwister unter drei Jahren oder zwei unter sechs Jahren gibt es einen Bonus von mindestens 75 Euro monatlich.
- ✓ **Gut zu wissen:** Mutterschaftsgeld und Elterngeld können nicht gleichzeitig bezogen werden. Das Elterngeld ist steuerfrei, wird aber bei der Einkommensteuer angerechnet.
- ✓ **Krankenkasse:** Während des Bezuges von Elterngeld sind Mitglieder der gesetzlichen Kassen kostenlos versichert. Beiträge zur privaten Krankenkasse sind aber zu zahlen.
- ✓ **Steuer:** Das Elterngeld ist steuerfrei, wird aber bei der Einkommensteuer verrechnet.
- ✓ **Ab wann beantragen?** Sofort nach der Geburt schriftlich beantragen. Verantwortlich sind die Elterngeldstellen der Bundesländer. Infos, einen Elterngeldrechner und Antragsformulare finden Sie auf der Seite des Familienministeriums (www.bmfsfj.de).
- ✓ **Wichtig:** Informieren Sie sich über die aktuellen Regelungen auf www.bmfsfij.de. Infos für Eltern aus Österreich unter www.frauenratgeberin.at. Aus der Schweiz: www.ch.ch/de/familie-und-arbeit.

WO MÜSSEN NOCH ANTRÄGE GESTELLT WERDEN?

✓ **Krankenkasse:** Ist ein Elternteil privat versichert, ist dessen Kasse auch für das Kind zuständig. Sind Mutter und Vater in einer gesetzlichen Kasse, ist das Kind automatisch mitversichert. Informieren Sie sich bei Ihrer Krankenkasse und lassen Sie sich alle Papiere zuschicken.

✓ **Haftpflicht- und Hausratversicherung:** Kinder sind mitversichert, meist genügt ein Anruf. Nachfragen.

✓ **Jugendamt (unverheiratete Eltern):** Sie können schon vor der Geburt die Vaterschaft anerkennen lassen und das gemeinsame Sorgerecht beantragen. Personalausweis nicht vergessen!

✓ **Familienkasse:** Eltern in Deutschland haben Anspruch auf Kindergeld; aktuell sind dies beim ersten und zweiten Kind je 194 Euro im Monat. Das Kindergeld wird bei der Familienkasse der Agentur für Arbeit beantragt. Füllen Sie schon jetzt das Antragsformular aus.

✓ **Landeserziehungsgeldstelle:** In Sachsen und Bayern kann zusätzlich Landeserziehungsgeld beantragt werden. Voraussetzungen und Höhe sind unterschiedlich.

NACH DER GEBURT

✓ **Standesamt:** Die Geburt muss innerhalb von fünf Werktagen angezeigt werden. Das Standesamt stellt eine Geburtsurkunde aus und fertigt Kopien an, die Sie für verschiedene Anträge benötigen.

> **TIPP**
>
> **IMMER GRIFFBEREIT**
> Legen Sie alle wichtigen Dokumente in einem Ordner ab, von dem beide Eltern wissen, wo er steht.

WAS TUN BEI SCHLAFPROBLEMEN?

Noch einmal richtig ausschlafen: Das wünschen sich viele werdende Mütter in den letzten Schwangerschaftswochen.

BESSER ZUR RUHE KOMMEN

✓ **Die richtige Schlafposition:** Bauchschläfer müssen sich besonders umstellen. Seitenschläfer können sich mit Kissen ein Nest basteln. Auch wenn Sie auf dem Rücken liegen, kann das Gewicht des Babys drücken. **Was hilft?** Eine gute Matratze, feste Kissen für die Seitenlage. Ein Stillkissen kann im Rücken stützen.

✓ **Ganz aufrecht:** Einige Frauen können nur noch halb sitzend zur Ruhe kommen, da sie unter Sodbrennen oder Atemnot leiden. **Was hilft?** Ein fester Schaumstoffkeil statt Kissen, der nicht verrutscht. Scharf Gewürztes meiden, kleine Mahlzeiten essen (siehe Seite 45).

✓ **Gedankenkarussell:** Je stressiger der Alltag, desto leichter rotieren die Gedanken, wenn endlich Ruhe herrscht. **Was hilft?** Nehmen Sie sich abends bewusst Zeit zum Denken oder führen Sie ein Tagebuch. Auch gut: ein Glas Honigmilch oder ein Lavendel-Bad.

✓ **Das Blasenproblem:** Oft drückt das Kind auf die Blase, und das ist gerade nachts besonders lästig. **Was hilft?** Trinken Sie vormittags und nachmittags möglichst viel, abends nur wenig. Gehen Sie vor dem Schlafen noch einmal zur Toilette.

✓ **Babyturnen:** Tagsüber schlummert das Kind, weil es sanft geschaukelt wird. Am Abend wird es dann aktiv und tritt fröhlich. **Was hilft?** Vermeiden Sie Zucker und Koffein. Kleiner Trost: Bald hat Ihr Baby nicht mehr viel Platz zum Toben im Bauch.

DIE LETZTEN TAGE

Der errechnete Geburtstermin ist da. Einige Zeichen weisen darauf hin, dass das Baby sich bald auf den Weg macht. Je mehr Signale auftreten, desto näher rückt die Geburt.

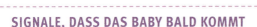

SIGNALE, DASS DAS BABY BALD KOMMT

- ✓ **Wechselbad der Gefühle:** Kurz vor der Entbindung schwanken Schwangere oft zwischen Sorge und Glück.
- ✓ **Putzfimmel:** Viele Mütter sind unruhig, fühlen sich rastlos und haben das Gefühl, sie müssten unbedingt ganz gründlich das Zuhause reinigen, um alles für das Kleine vorbereitet zu haben.
- ✓ **Erschöpfung:** Die körperliche Anstrengung wächst, Anspannung und Schlafmangel beeinträchtigen das Wohlbefinden.
- ✓ **Startposition:** Etwa zwei bis vier Wochen vor der Geburt schiebt sich das kindliche Köpfchen tief ins Becken. Der Babybauch sinkt nach unten, den Müttern fällt das Atmen wieder leichter.
- ✓ **Senkwehen:** Einige Frauen spüren deutlich, dass das Baby nach unten rutscht.
- ✓ **Druckgefühl:** Das Kind drückt nun heftiger auf die Blase. Der Gang zur Toilette wird häufiger.

> **INFO**
>
> **UNSICHER?**
> Wehen fühlen sich für jede Frau anders an. Wenn Sie unsicher sind, fahren Sie in die Klinik. Falscher Alarm ist nicht peinlich, sondern passiert oft. Wichtig ist, dass Sie sich sicher fühlen.

Das 3. Trimester: Die letzten Tage   57

- ✓ **Gebärmutterhals:** Die Lage der Zervix (Gebärmutterhals) ändert sich, der Frauenarzt oder die Hebamme kann ihn nun leicht tasten, der Muttermund öffnet sich langsam.
- ✓ **Wehen:** Die meisten Geburten beginnen mit Wehen. Diese unterscheiden sich deutlich von den ersten Übungswehen, die schon einige Wochen vorher auftreten (siehe Übersicht unten).

DIE WARTEZEIT NUTZEN

- ✓ **Sich verwöhnen lassen:** Gehen Sie noch einmal zum Frisör oder zur Kosmetikerin. Nach der Geburt fehlt dazu die Zeit.
- ✓ **Rendevouz:** Verabreden Sie sich mit Ihrem Partner in einem schönen Restaurant oder im Kino – noch ohne Babysitterorganisation.
- ✓ **Sich Ruhe verschaffen:** Anrufer meinen es gut. Trotzdem kann das Nachfragen nerven. Tipp: Den Anrufbeantworter einschalten, Smartphone und Computer abschalten.

SO KÖNNEN WEHENARTEN UNTERSCHIEDEN WERDEN

Übungswehen	Echte Wehen
Sehr unregelmäßig, lange Pausen	Kommen in regelmäßigen Abständen, die Abstände werden kürzer
Werden nicht stärker	Werden immer intensiver
Fühlen sich nicht mehr so stark an, wenn Sie sich hinsetzen oder laufen	Bleiben gleich, egal welche Haltung Sie einnehmen
Hindern nicht an Aktivitäten	Sind so stark, dass nichts Anderes möglich ist
Hören auf, wenn Sie ein entspannendes Bad nehmen oder sich ausruhen	Werden in der Badewanne oder beim Ruhen regelmäßiger und schmerzhafter

VORBEREITUNG AUFS STILLEN

Die Brust verändert sich immer mehr, der Busen wird voller, die Brustwarzen wirken dunkler. Der Körper bereitet sich vor, Ihr Baby zu ernähren. Und Sie können ihm dabei helfen.

✓ **Sich informieren:** Hebamme oder Stillberaterin geben wertvolle Ratschläge. Auch viele Geburtskliniken bieten Unterstützung.

✓ **Stillkissen kaufen:** Schon jetzt zum Einkuscheln wunderbar, weil es hilft, den Rücken im Schlaf zu entlasten. Toller Nebeneffekt für das Baby: Das Kissen duftet nach Mama.

✓ **Still-BHs:** Besorgen Sie schon vor der Geburt im Fachhandel (mit Beratung) drei Still-BHs.

✓ **Stilleinlagen:** Schon jetzt testen. Was ist angenehmer? Auswaschbare Einlagen aus Wolle oder Seide oder Einwegeinlagen?

✓ **Licht und Luft:** Lassen Sie öfter frische Luft an die Brust.

✓ **Brüste pflegen:** Cremen Sie die strapazierte Haut ruhig mit Öl oder Lotion ein. Brustwarzen aussparen, sie werden sonst zu weich.

✓ **Erste Tropfen:** Keine Sorge, oft bildet sich schon jetzt Milch. Stilleinlagen schützen vor unangenehmen Flecken in der Kleidung.

✓ **Flache Brustwarzen?** Flache oder nach innen gezogene Brustwarzen verhindern das Stillen nicht. Hebammen haben wertvolle Ratschläge.

WICHTIG

BRUSTWARZEN IN RUHE LASSEN
Sie haben gehört, dass man die Brustwarze mit Zitrone oder mit der Zahnbürste abhärten soll? Bloß nicht. So eine Behandlung schädigt die Schutzschicht der Haut und kann Wehen auslösen.

DAS BABY LÄSST AUF SICH WARTEN

Eine »normale« Schwangerschaft dauert ungefähr 37 bis 42 Wochen. Doch einige Babys lassen sich auch mehr Zeit.

WARUM KOMMT DAS BABY NICHT?

✓ **Falsch kalkuliert:** Oft ist der errechnete Termin zu früh angesetzt, weil der Zyklus ungenau war.

✓ **Enge Überwachung:** Ist der Geburtstermin überschritten, untersucht der Frauenarzt das Kind in kurzen Abständen. Geht es dem Baby gut, kann es ohne Risiko noch eine Weile im Bauch bleiben.

✓ **Einleitung der Geburt:** Wird das Baby nicht gut versorgt oder ist es mehr als zwei Wochen über dem Termin, wird die Geburt in der Klinik mit Medikamenten eingeleitet.

SANFTE HILFSMITTEL

✓ **Sex:** Der Orgasmus der Frau kann die Kontraktionen der Gebärmutter anregen – und Sperma enthält einen Stoff, der wehenanregend wirkt.

✓ **Wehentee:** Hebammen kennen oft Mischungen, die die Tätigkeit der Gebärmutter sanft anregen.

✓ **Brustwarzenstimulation:** Durch kräftiges Massieren wird das Wehenhormon produziert; etwa eine Minute reicht.

✓ **Weitere Wehenförderer:** Bewegung und körperliche Aktivitäten, Akupunktur, sanfte Bauchmassage, warmes Bad (nicht zu heiß, um den Kreislauf nicht zu belasten).

✓ **Finger weg von Wehencocktails:** Die Wirkung kann so stark sein, dass Mutter und Kind ernsthaft gefährdet sind. Dasselbe gilt für die Einnahme von Rizinusöl ohne Fachbegleitung.

Endlich ist es so weit: Die Geburt geht los und schon bald können Sie Ihr Baby in den Armen halten. Bis dieser ersehnte Moment Wirklichkeit ist, liegt jedoch noch eine große Aufgabe vor Ihnen.

DIE GEBURT

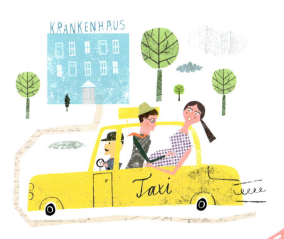

BEVOR ES LOSGEHT

DEN RICHTIGEN GEBURTSORT FINDEN

Die meisten Schwangeren möchten im Krankenhaus entbinden. Doch viele sind unsicher, welche Klinik die beste ist. Wer im Vorfeld folgende Fragen stellt, fühlt sich gut vorbereitet.

FRAGEN ZU DEN ÖRTLICHEN GEGEBENHEITEN

- ✓ Wie nah ist das Krankenhaus?
- ✓ Wie komme ich zur Klinik?
- ✓ Kann mein Mann/meine Familie mich ohne großen Aufwand besuchen?
- ✓ Wer darf mich bei der Geburt begleiten?
- ✓ Gibt es feste Besuchszeiten?
- ✓ Darf mein Mann über Nacht bleiben?
- ✓ Gibt es im Haus spezielle Familienzimmer?
- ✓ Habe ich ein eigenes Zimmer oder muss ich den Raum mit anderen frischgebackenen Müttern teilen?

FRAGEN ZUM KLINIKALLTAG

- ✓ Wie gefällt mir die Atmosphäre in der Geburtsabteilung?
- ✓ Werden meine Fragen zur Genüge beantwortet?
- ✓ Fühle ich mich gut aufgehoben und informiert?
- ✓ Darf das Baby Tag und Nacht bei mir bleiben (Rooming-in)?

Bevor es losgeht: Den richtigen Geburtsort finden

- ✓ Wie ist das Säuglingszimmer eingerichtet?
- ✓ Gibt es feste Zeiten, wann das Baby im Säuglingszimmer ist?
- ✓ Bekommen die Babys automatisch einen Schnuller?
- ✓ Helfen ausgebildete Stillberaterinnen beim Stillen?

FRAGEN ZUR MEDIZINISCHEN VERSORGUNG

- ✓ Wie groß ist die Klinik?
- ✓ Wie viele Geburten werden pro Jahr betreut?
- ✓ Wie hoch ist die Kaiserschnittrate?
- ✓ Kann der Kreißsaal vorher besichtigt werden?
- ✓ Was erleichtert die Geburt (Gebärhocker, Seil etc.)?
- ✓ Lerne ich die Ärzte und Hebammen schon vorher kennen?
- ✓ Ist ein Kinderarzt vor Ort?
- ✓ Betreut mich eine Hebamme oder wechseln die Schichten?
- ✓ Steht im Notfall immer ein OP-Team zur Verfügung?
- ✓ Gibt es eine Intensivstation für Mutter und Kind?
- ✓ Wann werden Mutter und Kind in der Regel aus der Klinik entlassen?
- ✓ Kann ich auch gleich nach der Entbindung nach Hause gehen, wenn ich das möchte (ambulante Geburt)?

GEBURTSHÄUSER
Diese können eine überlegenswerte Alternative sein, wenn es sie vor Ort gibt. Hier betreuen Hebammen die Gebärende in familiärer Atmosphäre. Mehr Informationen finden Sie unter www.netzwerk-geburtshaeuser.de. Auch eine geplante Hausgeburt ist möglich. Wichtig: Sich rechtzeitig um eine Hebamme kümmern, gute Absprache auch mit dem Gynäkologen.

DIE KLINIKTASCHE

**Spätestens ab der 35. Woche sollte die Tasche
für das Krankenhaus gepackt sein, damit Sie startklar sind.**

MAMAS KLINIKTASCHE

- ✓ 4 bis 5 Nachthemden oder Schlafanzüge
- ✓ 1 bis 2 Still-BHs, Stilleinlagen
- ✓ Warme, rutschfeste Socken
- ✓ Bequeme Hausschuhe
- ✓ 5 bis 6 Baumwollunterhosen
- ✓ Strick- oder Sweatjacke
- ✓ Bequeme Jogginghose
- ✓ Garderobe für den Heimweg (weit, circa fünfter Monat)
- ✓ Toilettenartikel, Fön
- ✓ Waschlappen, Handtücher
- ✓ Stift, Papier
- ✓ Kleingeld, Handy

FÜR DIE GEBURT (möglichst in eine kleine Extratasche packen)

- ✓ Personalausweis
- ✓ Krankenkassenkarte
- ✓ Einweisungsschein
- ✓ Mutterpass
- ✓ Allergiepass (falls vorhanden)
- ✓ Warme Socken
- ✓ Brille (keine Kontaktlinsen!)
- ✓ Weites T-Shirt oder Nachthemd

TIPP

EXTRA-KLINIKTASCHE FÜR PAPA
Auch Männer sollten das Nötigste dabei haben: Getränk und Snack, Armbanduhr (um Wehenabstände zu messen), Kleingeld für Parkuhr oder Münztelefon (falls das Handy ausfällt), Kamera.

DIE GEBURT PLANEN

Nehmen Sie sich schon in den Wochen vor der Geburt die Zeit, sich Gedanken über die Geburt zu machen. Was ist Ihnen besonders wichtig? Schreiben Sie es auf!

- ✓ **Begleitung:** Wer soll als Geburtsbegleiter dabei sein? Wenn es nicht der werdende Vater ist, dann vielleicht eine Freundin?
- ✓ **Das Ambiente:** Musik, Duftöle, Lieblingskleidung? Worauf legen Sie ganz besonderen Wert?
- ✓ **Dokumentation:** Soll die Geburt gefilmt werden? Möchten Sie Fotos von der Geburt und dem gerade eben geborenen Baby haben?
- ✓ **Zuschauer:** Können Sie sich vorstellen, dass zusätzlich zu den Geburtshelfern angehende Ärzte oder Hebammen anwesend sind?
- ✓ **Gebärhaltung:** Welche Positionen sind Ihnen besonders angenehm?
- ✓ **Wasser:** Möchten Sie zur Entspannung in die Wanne?
- ✓ **Schmerztherapie:** Welche bevorzugen Sie (siehe Seite 71 ff.)?
- ✓ **Kaiserschnitt:** Sollte dieser nötig sein, bevorzugen Sie dann eine Vollnarkose oder PDA/SPA (siehe Seite 73)?
- ✓ **Köpfchen fühlen:** Möchten Sie den Kopf Ihres Babys berühren, wenn er zu sehen ist?
- ✓ **Nabelschnur:** Wer soll sie durchtrennen?
- ✓ **Nachgeburt:** Was soll mit Plazenta und Nabelschnur geschehen?
- ✓ **Bindung:** Möchten Sie Ihr Baby gleich nach der Geburt in den Arm nehmen und mit ihm kuscheln?
- ✓ **Benachrichtigen:** Wer soll als Erstes erfahren, dass Ihr Baby auf der Welt ist?
- ✓ **Besuch:** Sollen Verwandte und Freunde in der Geburtsstation vorbeikommen? Oder möchten Sie erst einmal allein sein?

DAS BABY KOMMT

GEHT DIE GEBURT LOS?

Dem Baby wird es allmählich zu eng im Bauch und es wird sich bald auf den Weg in die Welt machen. Doch woran erkennen Sie, dass es wirklich so weit ist?

- ✓ **Eröffnungswehen:** Zunächst spüren Sie »nur« ein Ziehen im Rücken, später wird die Spannung stärker (wie bei massiven Menstruationsschmerzen) und die Wehen treten immer regelmäßiger und gleichmäßiger auf. Die Pausen zwischen den einzelnen Wehen werden immer kürzer.
- ✓ **Übelkeit, Erbrechen und Durchfall:** Die vermehrte Darmtätigkeit spornt die Wehentätigkeit an. Das ist für manche Frauen vielleicht unangenehm, aber kein Grund zur Sorge. Auch Übelkeit und Erbrechen können die Geburt einleiten.

SOFORT IN DIE KLINIK!
Bei diesen Zeichen sollten Sie umgehend ins Krankenhaus:
- Bei leichten oder schweren Blutungen.
- Wenn die Fruchtblase geplatzt ist.
- Wenn plötzliche starke Schmerzen auftreten.
- Bei heftigen Kopfschmerzen, Schwindel oder Übelkeit.

Das Baby kommt: Geht die Geburt los?

- ✓ **Schleim-Zeichen:** Der Schleimpfropf schützt den Muttermund. Mit Beginn der Wehen wird er aufgelöst. Viele Frauen bemerken das nicht, anderen fallen blutige Fäden oder eine menstruationsähnliche Blutung auf. Dieser Schleimabgang, auch »Zeichnen« genannt, ist ein deutlicher Hinweis, dass sich der Muttermund öffnet.
- ✓ **Zeit zum Aufbruch:** Beim ersten Kind, wenn die Wehen im Abstand von fünf Minuten kommen. Mütter, die bereits geboren haben, sollten sich bei zehnminütigen Abständen auf den Weg machen, da sich bei ihnen der Muttermund oft schneller öffnet.
- ✓ **Auto, Taxi oder Krankenwagen?** Auf keinen Fall sollten sich Gebärende selbst hinters Steuer setzen. Im Notfall ein Taxi (geht schneller) oder einen Krankenwagen rufen. Idealerweise kann der werdende Vater seine Frau sicher mit dem vollgetankten Wagen ins Krankenhaus bringen.
- ✓ **Die Fruchtblase platzt:** Fruchtwasser kann in einem Schwall abgehen. Im Gegensatz zu Urin riecht Fruchtwasser kaum und wenn, dann leicht süßlich. Das Fruchtwasser kann aber auch tropfenweise austreten (im Gegensatz zu Urin können Sie es nicht zurückhalten). 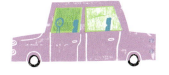 Wenn Sie unsicher sind, machen Sie den Bindentest: Ist eine Einlage nach einer Stunde sehr feucht, ist die Fruchtblase wahrscheinlich gesprungen. Nach einem Blasensprung werden Wehen oft intensiver – und die Geburt ist so nah, dass Sie schnell in die Klinik fahren sollten.
- ✓ **Liegend transportieren:** Ist die Fruchtblase geplatzt und das Kind sitzt noch nicht fest im Becken, sollten Schwangere liegend transportiert werden. Sonst könnte es bei der Geburt zu kritischen Situationen kommen, zum Beispiel zu einem Nabelschnurvorfall.
- ✓ **Das Allerwichtigste:** Bewahren Sie Ruhe. Eine Geburt ist ein schier unfassbares Wunder der Natur. Versuchen Sie, so bewusst wie möglich daran teilzuhaben.

PHASEN DER GEBURT

In der Klinik angekommen wird die Schwangere zunächst untersucht. Wie weit ist die Geburt? Der Geburtsverlauf kann in vier Phasen unterteilt werden, die jede Frau anders empfindet.

PHASE 1: DIE ERÖFFNUNGSPHASE

- ✓ In der Klinik werden die Herztöne des Kindes und die Wehentätigkeit beurteilt.
- ✓ Oft wird ein Einlauf gemacht, um zu verhindern, dass bei der Geburt Stuhl abgeht. Gleichzeitig wird dadurch die Gebärmutter angeregt.
- ✓ Beim ersten Kind dauert die Eröffnungsphase im Durchschnitt 12 bis 14 Stunden, beim zweiten etwa 6 bis 8 Stunden. Bis dahin hat sich der Muttermund vollständig geöffnet.
- ✓ Die ersten Wehen sind oft noch nicht schmerzhaft. Doch sie werden immer intensiver.
- ✓ Die Pausen zwischen den Wehen können am Anfang lang sein. Nutzen Sie diese Zeit zum Kraftschöpfen.
- ✓ Je kräftiger die Wehen werden, desto besser geht die Geburt voran.
- ✓ Je schneller die Wehen kommen, desto rascher öffnet sich der Muttermund.

> **WICHTIG**
>
> **BEWUSST ATMEN**
> Wenn Sie während der Geburt gut und bewusst atmen, sorgen Sie für eine optimale Sauerstoffversorgung des Kindes. Halten Sie also bloß nicht vor lauter Schmerzen die Luft an.

- ✓ Spazierengehen (notfalls im Klinikflur), Treppensteigen oder ein heißes Bad verstärken die Wehen.
- ✓ Plötzlich feucht? In dieser Phase platzt oft die Fruchtblase, meist sogar unbemerkt.
- ✓ Denken Sie positiv! Jede Wehe schiebt Ihr Baby ein Stück mehr in die Welt hinaus.
- ✓ Eine aufrechte Haltung lindert oft die Schmerzen.
- ✓ Achten Sie darauf, ausreichend und regelmäßig zu trinken – am besten Wasser oder Tee.

PHASE 2: DIE ÜBERGANGSPHASE

- ✓ Der Muttermund ist vollständig auf gut zehn Zentimeter geweitet.
- ✓ Die Wehen kommen nun im Abstand von wenigen Minuten, sind heftig und schmerzhaft.
- ✓ Der Kopf des Kinds muss noch tiefer ins Becken rutschen. »Pressen« ist aber noch nicht erlaubt.
- ✓ Konzentrieren Sie sich auf die Atmung.
- ✓ Vertrauen Sie Ihrem Körper und lassen Sie sich auf die Urgewalt der Geburt ein.
- ✓ Lassen Sie Wut, Angst und Unsicherheit heraus. Laut schreien hilft.
- ✓ Unterstützung ist jetzt wichtig, denn das Gefühl des Kontrollverlusts und der Angst sind oft heftig.
- ✓ Wie lange diese sehr anstrengende Phase anhält, ist von Frau zu Frau unterschiedlich. In der Regel dauert sie jedoch nur kurz – und danach ist wieder aktive Mitarbeit erlaubt.

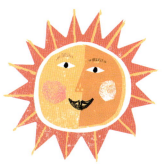

PHASE 3: DIE AUSTREIBUNGSPHASE

✓ Die letzte Phase der Geburt dauert oft nur wenige Minuten.

✓ Das kindliche Köpfchen hat sich den Weg für den weiteren Körper gebahnt und ist nun auf dem Beckenboden.

✓ Mobilisieren Sie noch einmal alle Kräfte und »arbeiten« Sie nach Anleitung der Geburtshelfer mit.

✓ Schieben statt pressen, um Scheide und Damm besser vor dem Einreißen zu schützen. Die Hebamme wird das Tempo regulieren.

✓ Den Austritt des Kopfes spüren Sie sehr intensiv, aber dann ist es geschafft. Kurz darauf folgen die Schultern und der restliche Körper.

PHASE 4: DIE NACHGEBURT

✓ Nach dem Abnabeln zieht sich die Gebärmutter zusammen, die Plazenta (Mutterkuchen) löst sich.

✓ Nachgeburtswehen sorgen dafür, dass die Plazenta abgestoßen wird.

✓ Es kann zu Loslösungsblutungen kommen, durch die Nachwehen verengen sich die Gefäße wieder.

✓ Die Plazenta wird untersucht.

✓ Löst sich die Plazenta nicht, wird sie unter Narkose entfernt.

INFO

KÖRPEREIGENER »SCHMERZDÄMMER«
Vor lauter Freude über die Geburt schüttet der Körper Glückshormone aus. Praktisch, denn so ist die Nachgeburtsphase für die meisten Frauen fast schmerzlos.

GEBURTSSCHMERZEN LINDERN

Jede Frau erlebt den Geburtsschmerz anders. Werden die Schmerzen unerträglich, kann Hilfe nötig sein.

WAS HILFT, UM SCHMERZEN POSITIV ZU ERLEBEN?

✓ Bereiten Sie sich innerlich auf die Geburt samt Schmerzen vor.

✓ Haben Sie Vertrauen in Ihren eigenen Körper.

✓ Üben Sie Entspannungstechniken ein.

✓ Vertrauen Sie der Begleitperson und den Geburtshelfern.

✓ Nehmen Sie den Schmerz an und arbeiten Sie nicht gegen ihn.

✓ Informieren Sie sich im Vorfeld gut über Vorteile und Risiken von Schmerzlinderung.

WICHTIG BEI DER WAHL DER SCHMERZLINDERUNG

✓ Wollen Sie den Schmerz ganz abstellen oder noch aktiv mitarbeiten?

✓ Wie stark soll der Schmerz gedämpft werden?

✓ Wie stark wollen Sie das Geschehen selbst bestimmen?

✓ Nicht vergessen: Schmerzlinderung hat Nebenwirkungen – nicht nur auf Sie, sondern auch auf das Kind.

> **WICHTIG**
>
> **SIE ENTSCHEIDEN!**
> Ohne Ihre Einwilligung geht gar nichts. Es ist Ihre Entbindung und Sie bestimmen, was mit Ihnen geschieht.

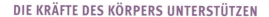

DIE KRÄFTE DES KÖRPERS UNTERSTÜTZEN

Ihr Körper setzt Hormone frei, die schmerzlindernd wirken. Sie unterstützen dies durch:
- ✓ Gutes Atmen
- ✓ Bewegung
- ✓ Massagen
- ✓ Warme Bäder und Wickel
- ✓ Beruhigende Musik
- ✓ Visualisierung (an etwas Angenehmes denken)

AKUPUNKTUR

- ✓ Wird meist in der Eröffnungsphase bei ersten starken Beschwerden eingesetzt.
- ✓ Akupunkturnadeln können die Wehentätigkeit beeinflussen.
- ✓ Das gezielte Setzen langer, dünner Nadeln an bestimmten Energiepunkten lindert Schmerzen.
- ✓ Das Einstechen tut kaum weh.

HOMÖOPATHIE

- ✓ Viele Hebammen kennen homöopathische Akutmittel.
- ✓ Die Art der Schmerzen muss genau beschrieben werden.
- ✓ Sehr gute, sanfte Schmerzlinderung, die auf das individuelle Empfinden der Frau abgestimmt werden kann.

> **TIPP**
>
> **HYPNOSE BEI DER GEBURT**
> Im Trancezustand entspannt sich die Muskulatur. Sie können die Technik vor der Geburt in Kursen oder mit CDs zum Selbsterlernen üben (www.hypno-geburt.de).

Das Baby kommt: Geburtsschmerzen lindern **73**

PERIDURALANÄSTHESIE (PDA)

✓ Wird lokal angewendet und schaltet so den Geburts-schmerz aus.

✓ Das Medikament umspült den Rückenmarkskanal.

✓ Nur bestimmte Nerven wer-den betäubt.

✓ Der Narkosearzt setzt erst eine Hohlnadel, durch die er dann ein Schläuchlein führt, um bei Bedarf nachzudosieren.

✓ Die Wirkung setzt langsam ein.

✓ Sie können die Geburt weiter aktiv mitgestalten.

✓ Kann für Kaiserschnittgeburten gesetzt werden.

✓ Ungeeignet für Notsituationen.

✓ Nachteil: Geburten unter PDA dauern länger.

✓ Mögliche Nebenwirkungen: Kopfweh, Blutdruckabfall, sehr selten Nervenschäden.

SPINALANÄSTHESIE (SPA)

✓ Die Nadel wird rückenmarks-nah in den Hirnwasserraum eingeführt. Dabei wird die Dura mater durchstochen.

✓ Betäubte Körperteile können nicht mehr bewegt werden.

✓ Die Wirkung setzt schnell ein.

✓ Wird oft bei Kaiserschnitten eingesetzt, wenn keine Voll-narkose gewünscht wird.

✓ Mögliche Nebenwirkungen: Kopfweh, Atem- und Kreis-laufprobleme, Unterdruck im Gehirn, Blutdruckabfall.

INFO

ENTKRAMPFENDE MITTEL
Zu Beginn der Geburt wird oft ein entkrampfendes Mittel (etwa Buscopan®) eingesetzt. Dadurch entspannt sich die Muttermund-muskulatur, das Wahrnehmungsvermögen wird nicht beeinflusst.

HILFE BEI KOMPLIKATIONEN

Selten verläuft eine Geburt so, wie man es geplant hat. Doch keine Sorge. Sollten Schwierigkeiten auftreten, hat das Geburtsteam viele Möglichkeiten zu helfen.

EINGELEITETE GEBURT

- ✓ **Wann kommt es dazu?** Der Geburtstermin ist lange überschritten oder die Wehen lassen trotz Blasensprungs auf sich warten.
- ✓ **Vaginal-Tabletten oder Gel:** Enthalten Prostaglandine, die ein rasches »Nachreifen« des Gebärmutterhalses ermöglichen und so die Geburt auslösen. Bis zum Eintreten der Wehen vergehen jedoch einige Stunden.
- ✓ **Wehentropf:** Das wehenaktivierende Hormon Oxytocin wird per Infusion verabreicht. So kann die Gebärmutter rascher Wehen erzeugen. Die Wirkung kann sofort oder später eintreten.
- ✓ **Öffnen der Fruchtblase:** Dadurch ändern sich die Druckverhältnisse in der Gebärmutter. Wehen werden ausgelöst. Setzen diese nicht kräftig genug ein, verstärkt man sie mit dem Wehentropf.

DAMMSCHNITT

- ✓ Chirurgischer Einschnitt im Gewebe zwischen Scheide und After.
- ✓ Der geplante Schnitt soll vermeiden, dass das Gewebe reißt oder überdehnt wird.
- ✓ Er ist jedoch nur nötig, wenn das Kind in Not ist oder man große Rissverletzungen vermutet.

Das Baby kommt: Hilfe bei Komplikationen 75

✓ Nachteil eines Dammschnitts: Der Beckenboden wird geschwächt, die Wunde heilt oft schlecht.

✓ Spontane Risse dagegen verheilen unkomplizierter und sind weniger schmerzhaft.

✓ Geburtshelfer versuchen, einen Schnitt zu vermeiden.

SAUGGLOCKE UND GEBURTSZANGE

✓ **Wann nötig?** Werden eingesetzt, wenn das Kind sich bereits tief im Geburtskanal befindet und ein Kaiserschnitt nicht mehr nötig oder nicht mehr möglich ist.

✓ **Geburtszange:** Sie besteht aus zwei löffelartigen Metallblättern.

✓ **Saugglocke:** Mithilfe einer Glocke aus Gummi oder Silikon wird Unterdruck erzeugt, sodass der Kopf des Babys an der Glocke haftet.

✓ **Nachteil:** Babys, die auf diesem Wege auf die Welt geholt werden, haben oft Schwellungen am Kopf und neigen mehr als andere zur Neugeborenengelbsucht.

> **INFO**
>
> **BECKENENDLAGE**
> Kurz vor der Geburt liegen die meisten Babys in der optimalen Geburtsposition (sogenannte Schädellage) oder drehen sich jetzt hinein. Nur drei bis vier Prozent der Kinder fühlt sich mit dem Kopf nach oben oder in das mütterliche Becken gekuschelt wohler. Hebammen haben oft Tricks, die dem Nachwuchs helfen, sich zu drehen. Ab der 36. Schwangerschaftswoche kann das Fachpersonal der Geburtsklinik eine äußere Wendung versuchen. Bleibt das Baby in der Beckenend- oder Steißlage, raten Ärzte meist zu einem Kaiserschnitt (siehe Seite 76).

KAISERSCHNITT

Die meisten Frauen wünschen sich eine natürliche Geburt. Doch diese ist nicht immer möglich.

WANN IST EIN KAISERSCHNITT NÖTIG?

✓ Das Baby liegt quer.

✓ Die Plazenta liegt ungünstig (etwa direkt vor dem Muttermund).

✓ Das Kind ist besonders groß oder die Mutter besonders zierlich.

✓ Bei akuter Erkrankung der Mutter.

✓ Es handelt sich um Mehrlinge in ungünstiger Geburtslage.

✓ Es kommt zu Komplikationen bei der Geburt (etwa starke Blutungen).

✓ Während der Geburt besteht Lebensgefahr für Mutter und Kind.

✓ Die Geburt steht still und dauert zu lange.

AUSWIRKUNGEN EINES KAISERSCHNITTS

✓ Der Beckenboden wird weniger belastet.

✓ Babys haben häufiger Atem- und Anpassungsschwierigkeiten.

✓ Bei einer Inkubationsnarkose ist das erste Stillen erschwert. Ansonsten kommt es darauf an, wie die Klinik ihr erstes Bonding betreibt.

✓ Das Risiko für die Mutter ist höher als bei vaginalen Geburten.

✓ Der ungeplante Kaiserschnitt entsteht aus dem Geburtsverlauf und Sie können mit dem Geburtsteam normalerweise immer besprechen, warum es dazu rät. Fehlt diese Kommunikation, wird die Geburt oft als traumatisch erlebt. Unterstützung, Tipps und Infos finden Sie unter: www.kaiserschnitt-netzwerk.de.

PAPA BEI DER GEBURT

Dem werdenden Vater kommt bei der Geburt eine wichtige Rolle zu. Worauf müssen Männer sich einstellen?

✓ **Geburtsplan:** Stellen Sie gemeinsam einen Geburtsplan auf (siehe Seite 65). So kommen Sie ins Gespräch, wissen, was dem anderen wichtig ist und haben für den Notfall eine Entscheidungshilfe.

✓ **Wichtige Aufgabe:** Der werdende Papa ist mehr als ein Zuschauer. Daher sollten Frau und Geburtsteam seine Ängste und Sorgen ernst nehmen. Aber die Frau ist diejenige, die bestimmt, wie die Geburt verläuft. Der Mann gibt ihr Ruhe und Sicherheit. Seien Sie einfach da.

✓ **Massagen:** Einige Frauen mögen gestreichelt oder in den Arm genommen werden. In den Wehenpausen kann eine Massage helfen.

✓ **Gelassen bleiben:** Vielleicht möchte Ihre Frau aber auch gar nicht berührt werden. Stattdessen wird sie schroff, stößt wüste Beschimpfungen aus und gibt Ihnen die Schuld an allem? Egal, was passiert: Fühlen Sie sich nicht abgelehnt. Bleiben Sie ganz ruhig.

✓ **Vertrauen:** Sich auf das eigene Gefühl, die Kraft der Frau und die Kompetenz des Geburtsteams zu verlassen, ist besonders wichtig.

✓ **Auf sich selbst achten:** Bei der Geburt stehen Mutter und Kind im Mittelpunkt. Darum müssen Väter in spe selbst auf sich achten. Wer eine Pause braucht, sollte kurz vor die Tür gehen.

✓ **Fragen stellen:** Sind Sie unsicher? Haben Sie Angst? Dann wenden Sie sich an die Hebamme oder den Arzt. Sie kriegen Unterstützung!

✓ **Notfall:** Bleiben Sie ruhig. Die Geburtshelfer werden genaue Anweisungen geben. Und denken Sie an die Wünsche der Mutter.

✓ **Nach der Geburt:** Wenn Sie möchten, dürfen Sie das Baby abnabeln. Oft können Sie Ihr Kind auch halten, wenn die Mutter noch versorgt werden muss. Unvergessliche Momente!

WILLKOMMEN, BABY

GLEICH NACH DER GEBURT

Ein winziger Mensch hat gerade die ersten eigenen Atemzüge gemacht. Ein unglaubliches Wunder. Was genau passiert nun, wenn das Kind da ist?

- ✓ **Auf den Bauch:** Oft legen die Geburtshelfer das Baby erst einmal auf den Bauch der Mutter. Zeit für ein kurzes erstes Kennenlernen.
- ✓ **Atmung:** Den berühmten Klaps auf den Po gibt es nicht. Wenn das Neugeborene tatsächlich Atemschwierigkeiten hat, wird das Fruchtwasser abgesaugt.
- ✓ **Gar nicht rosig:** Babys sind nach der Geburt meist blass oder bläulich. Erst mit den ersten eigenen Atemzügen kommt Sauerstoff ins Blut und die Gesichtsfarbe wird rosiger.
- ✓ **Abnabelung:** Eine Aufgabe, die oft der Vater übernehmen darf. Der Nabel des Babys wird abgeklemmt, die Nabelschur durchschnitten.
- ✓ **Erste Untersuchung:** Das Baby wird in kurzer Zeit gründlich von der Hebamme und/oder einem Arzt untersucht (siehe Seite 80).
- ✓ **Nachgeburt:** Für die Mutter ist die Geburt noch nicht zu Ende, wenn das Baby da ist. Erst muss noch die Plazenta herauskommen (siehe Seite 70).
- ✓ **Wundversorgung:** Geburtsverletzungen, etwa ein Dammriss, werden sofort versorgt.

✓ **Erstes Stillen:** Der angeborene Brust-Suchreflex funktioniert nach der Geburt am besten. Die Hebamme wird Sie beim ersten Anlegen unterstützen. Meist findet das Baby aber allein den Weg zur Milch.

✓ **Bonding:** Optimalerweise darf die junge Familie die ersten Momente gemeinsam in Ruhe verbringen, sich bei gedämmtem Licht »beschnuppern«, zum ersten Mal kuscheln und Nähe spüren. Diese besondere Bindung wird in vielen Kliniken gefördert.

✓ **Das erste Bad:** Nach dem Kuscheln wird der Winzling von der Hebamme oder der Säuglingsschwester vorsichtig gereinigt. Die Käseschmiere, die die Haut des Babys besser als jede Creme schützt, wird nicht entfernt. Es bekommt eine erste Windel, wird angezogen und darf sich dann wieder bei Mama ausruhen. Anschließend werden Mutter und Kind dann meist in ihr Zimmer gebracht, wo sie sich von den Strapazen der Geburt ausruhen können.

VORTEILE DES FRÜHEN STILLENS

✓ Die Milchproduktion wird angeregt.

✓ Die Verdauung des Babys funktioniert schneller.

✓ Die Gebärmutter kann sich besser zurückbilden.

✓ Mutter und Kind können gleich eine enge Bindung aufnehmen.

INFO

STILLFREUNDLICHE KLINIKEN
Weltgesundheitsorganisation (WHO) und Unicef haben besonders stillfreundliche Krankenhäuser ausgezeichnet, die mehr als andere auf die Bedürfnisse des Neugeborenen achten. Mehr Informationen unter: www.babyfreundlich.org.

ERSTE UNTERSUCHUNGEN

Haben Mama und Baby eine Zeit lang gekuschelt, erfolgt die erste Vorsorgeuntersuchung (U1). Die zweite folgt kurz vor der Entlassung aus der Klinik. Worauf wird bei U1 und U2 geachtet?

✓ **Größe und Gewicht:** Das Baby wird gemessen und gewogen, der Kopfumfang vermerkt.

✓ **Herz und Lunge:** werden abgehört.

✓ **Innere Organe:** werden abgetastet.

✓ **Haut und Hautfarbe:** Gibt es Anzeichen von Gelbsucht?

✓ **APGAR-Test:** Ein Punktesystem, um den Zustand des Babys zu beurteilen. Dabei werden Atmung, Herzfrequenz, Reflexe und Allgemeinzustand erfasst.

✓ **Vitamin-K-Prophylaxe:** Wichtig für die Blutgerinnung, ein Vitamin-K-Mangel kann zu Hirnblutungen führen. Daher erhalten alle Babys bei den ersten drei U-Untersuchungen wenige Tropfen auf die Zunge.

✓ **Hörscreening:** Dient dazu, einen Hörschaden früh zu erkennen. Der Test ist freiwillig, wird aber von den Krankenkassen gezahlt und ist sehr wichtig. Eine rechtzeitige Diagnose kann dem Kind spätere Beeinträchtigungen ersparen.

✓ **Augentropfen:** Silbernitrat soll Infektionen, antibiotische Tropfen sollen Keime verhindern. Die Maßnahme wird nicht in jeder Klinik durchgeführt, weil ihr Sinn umstritten ist. Informieren Sie sich vorher.

✓ **Nabelüberprüfung:** Wie verheilt der Nabel? Dies wird in den ersten Wochen auch von der Nachsorgehebamme regelmäßig kontrolliert.

✓ **Guthrie-Test:** Am dritten Tag nach der Geburt wird aus der Ferse des Neugeborenen Blut entnommen. So können Stoffwechselstörungen schon früh erkannt werden.

MAMA NACH DER ENTBINDUNG

Die Gefühle nach einer Geburt sind unbeschreiblich. Nicht immer verläuft alles wie gewünscht, doch nun ist das Kind endlich da. Und wie geht es der frisch entbundenen Mutter?

✓ **Glückshormone:** Die Natur meint es gut mit jungen Müttern. Trotz der enormen Anstrengung sorgen körpereigene Hormone oft dafür, dass nur die Freude zählt. Die Hormone können aber auch für »Baby-Blues« verantwortlich sein (siehe Seite 89).

✓ **Nachwehen:** Nach der Geburt zieht sich die Gebärmutter zusammen. Das macht sich gerade beim Stillen bemerkbar und kann in den ersten drei bis vier Tagen sehr schmerzhaft sein.

✓ **Wochenfluss:** Die abgelöste Plazenta hinterlässt in der Gebärmutter eine Wunde. Darum werden Blut, Schleim und Plazentagewebe ausgeschieden. Im Schnitt dauert diese starke Blutung 10 bis 14 Tage, gefolgt von schwächerem, leicht bräunlichem Ausfluss, der etwa sechs bis acht Wochen anhält.

✓ **Allerwerteste Probleme:** Der Stuhlgang bereitet Frischentbundenen ab und zu Probleme. Durch den Druck der Geburt und die verstärkte Durchblutung können sich Hämorrhoiden bilden. Auch ein sehr überdehnter oder verletzter Damm kann Schwierigkeiten bereiten. Eisgekühlte Binden verschaffen Linderung.

✓ **Schwitzen:** Während der Schwangerschaft hat sich viel Wasser im Körper gesammelt, das nun ausgeschwemmt wird.

✓ **Körperhygiene:** Wegen des Wochenflusses ist Duschen jetzt angenehmer als Baden. Verzichten Sie auf stark parfümierte Duschgels oder Lotionen, deren Geruch das Neugeborene irritieren könnte. Wichtig: Wenn Sie stillen, sollten die Brustwarzen nicht mit dem Wochenfluss in Berührung kommen. Sonst können Bakterien in die Brust vordringen und eine Entzündung verursachen.

ES GEHT NACH HAUSE

Endlich dürfen Mutter und Kind die Klinik verlassen. Was muss dazu vorbereitet werden?

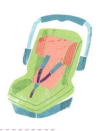

WANN KÖNNEN SIE WIEDER HEIM?

- ✓ **Ambulante Entlassung auf Wunsch:** Verlief die Entbindung vaginal und ohne Komplikationen, können Mutter und Kind die Klinik etwa drei bis vier Stunden nach der Verabschiedung aus dem Kreißsaal verlassen. Wichtig: Gute Unterstützung zu Hause.
- ✓ **Nach Spontangeburt:** Normalerweise endet die stationäre Aufnahme zwei bis drei Tage nach der Geburt.
- ✓ **Nach einem Kaiserschnitt:** Die Wunde muss erst gut verheilen und der Kreislauf der Mutter stabil sein. Die Entlassung erfolgt daher meist erst nach etwa fünf Tagen.

ABSCHIED VON DER GEBURTSSTATION

- ✓ **Untersuchungen:** Mutter und Kind werden noch einmal gründlich untersucht. Das Kind bekommt ein U-Untersuchungsheft (U1 und U2 wurden in der Klinik gemacht). Die Mutter erhält einen letzten Eintrag in den Mutterpass. Sind Mutter und Kind gesund, werden sie offiziell entlassen.
- ✓ **Stillberatung:** Nutzen Sie die Erfahrung von Stillberaterinnen in der Klinik. Oft erhalten Sie auch Informationen über Stillgruppen oder andere Hilfen nach der Krankenhauszeit.
- ✓ **Säuglingspflege:** Die Kinderkrankenschwestern zeigen Ihnen gern die wichtigsten Griffe. Stellen Sie ruhig viele Fragen.

Willkommen, Baby: Es geht nach Hause   83

✓ **Austausch:** Auf der Wöchnerinnenstation lernen Sie Mütter mit gleichaltrigen Babys kennen. Bei Sympathie unbedingt daran denken, die Kontaktdaten auszutauschen.

✓ **Dank an das Pflegepersonal:** Fühlten Sie sich gut aufgehoben? Dann bedanken Sie sich mit einer kleinen Abschiedsgeste. Sammelt die Station Babybilder? Gibt es eine Kaffeekasse? Oder schenken Sie lieber Blumen beziehungsweise Pralinen?

WAS BRAUCHT DAS BABY?

✓ Unterziehbody

✓ Pullover und Hose oder Strampelanzug

✓ Warme Socken

✓ Mütze

✓ Jacke

✓ Im Winter: kleine Decke, zum Warmhalten

✓ Autobabyschale (Gruppe 0+, für Babys ab der Geburt)

WAS BRAUCHT DIE MUTTER?

✓ Weiche, bequeme Kleidung (passend für fünften Monat)

✓ Flache Schuhe, denn oft fällt das Laufen noch schwer

WICHTIG

NACHSORGEHEBAMME

Bis zehn Tage nach der Geburt haben Sie täglich Anspruch auf den Besuch einer Hebamme; bis zum Ende der Stillzeit kann sie dann weitere 16-mal vorbeischauen. Die Kosten dafür übernimmt die Krankenkasse. Fragen Sie möglichst schon vor der Geburt, spätestens in der Klinik nach. Oft übernehmen freie Hebammen der Klinik auch die Nachsorge.

Sie haben es geschafft! Jetzt können Sie Ihr Baby endlich bewundern und liebkosen. Genießen Sie das intensive Miteinander, denn so kann eine enge Bindung entstehen. Alles andere wie Wickeln oder Stillen ist vielleicht noch ungewohnt. Aber Sie werden das ebenso gut meistern wie die Schwangerschaft.

DAS ERSTE HALBE JAHR
MIT DEM BABY

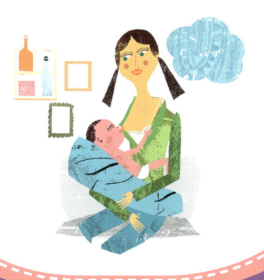

DIE ERSTEN WOCHEN

EIN NEUER LEBENSABSCHNITT

Endlich halten Sie Ihr Baby im Arm. Freuen Sie sich und nehmen Sie sich Zeit für ein ausgiebiges Kennenlernen.

DAS ERWARTET SIE

✓ Eine völlig neue Lebenssituation beginnt.

✓ Sie übernehmen nun Verantwortung für eine Familie.

✓ Sie werden einen kleinen Menschen rund um die Uhr mit Liebe und Nahrung versorgen.

✓ Es gilt, ein ganz besonderes Band zwischen Mama, Papa und dem neugeborenen Kind zu knüpfen.

✓ Ihr Körper muss sich umstellen und von der Geburt erholen.

GUTE VORBEREITUNG MACHT VIELES LEICHTER

✓ **Papiere:** Füllen Sie Unterlagen und Formulare schon in der letzten Phase der Schwangerschaft aus (siehe Seite 52 ff.).

✓ **Geburtsanzeige:** Gestalten Sie schon vorab eine schöne Karte am PC, in die Sie nur noch die Geburtsdaten und ein Foto einfügen müssen. Ausdrucken und (das ist am schönsten) ganz altmodisch per Post versenden. Alternative: Print-Shops im Internet.

Die ersten Wochen: Ein neuer Lebensabschnitt   **87**

✓ **Wichtige Nummern:** Notieren Sie die Telefonnummern von Hebamme und Kinderarzt so, dass Sie sie rasch zur Hand haben.

✓ **Besuch:** Beschränken Sie die Anzahl der Besucher. Es ist völlig in Ordnung, wenn Sie erst einmal allein sein möchten.

✓ **Eltern-Starter-Set:** Denken Sie auch an Ihr eigenes leibliches Wohl. Füllen Sie den Kühlschrank. Organisieren Sie jemanden, der den Einkauf übernehmen kann. Vorgekochtes Essen in der Tiefkühltruhe ist ebenfalls sehr praktisch.

✓ **Hilfe annehmen:** Verwandte und Freunde bieten frischgebackenen Eltern gern Unterstützung an. Scheuen Sie sich nicht, diese anzunehmen. Eine kurze Auszeit, die Betreuung älterer Geschwister oder Sich-verwöhnen-Lassen sind wunderbare Geburtsgeschenke.

✓ **Hebamme:** Die ersten acht Wochen nach der Geburt bekommt die Familie Unterstützung von einer Nachsorgehebamme.

✓ **Sorgen sind normal:** Ist das Baby richtig angezogen? Warum weint es? Trinkt es auch genug? Eltern fühlen sich oft verunsichert. Damit sind Sie nicht allein. Bitten Sie die Hebamme, Freunde, die bereits Kinder haben, oder die eigenen Eltern um Rat.

✓ **Bauchgefühl:** Nehmen Sie von den vielen Tipps, die Sie ab jetzt von vielen Menschen in Ihrem Umfeld in Bezug auf Ihr Baby bekommen werden, diejenigen an, die sich für Sie richtig und gut anfühlen.

✓ **Wochenbett:** Die ersten Wochen nach der Geburt nennt man auch Wochenbett. Denn dahin gehören Frischentbundene möglichst oft. Gönnen Sie sich genügend Pausen und Ruhe (siehe auch Seite 88 f.).

TIPP

PRAKTISCHE HILFE
An über 250 Orten bundesweit und auch in der Schweiz und Österreich bekommen Familien nach der Geburt liebevolle Unterstützung von Ehrenamtlichen: www.wellcome-online.de.

MAMA IM WOCHENBETT

**Mit der Geburt beginnt für Sie ein neues Leben.
Nehmen Sie sich genug Zeit, sich an alles zu gewöhnen.**

✓ **Schonzeit:** Die Geburtswunden müssen noch heilen, der Kreislauf muss sich stabilisieren. Viele Frauen überschätzen sich. Lassen Sie es langsam angehen.

✓ **Das bisschen Haushalt:** Früher war es selbstverständlich, dass frischgebackene Mütter mindestens eine Woche im Bett bleiben. Daher stammt auch der Begriff »Wöchnerin«. Auch heute sollten sich Frauen nach der Geburt nicht um den Haushalt, sondern um das Baby und sich selbst kümmern. Kann der Vater Sie nicht unterstützen, zahlt die Krankenkasse oft sogar eine Haushaltshilfe.

✓ **Schlechtes Gewissen:** Frauen, die schon ein größeres Kind haben, meinen oft, dem Erstgeborenen nicht gerecht zu werden. Beziehen Sie das Geschwisterkind sooft es geht mit ein. Stellen Sie beim Stillen eine spezielle Kiste mit besonders geliebtem Spielzeug bereit.

✓ **Wochenfluss:** Durch das Lösen der Plazenta ist in der Gebärmutterwand eine Wunde entstanden, die blutet (siehe Seite 81). Wichtig: Auf Hygiene achten, Genitalbereich viel spülen. Die Klinik stellt spezielle Vlieseinlagen zur Verfügung, später reichen normale Binden.

✓ **Wundheilung:** Nach der Geburt ist der Dammbereich oft wund, etwas gerissen oder musste genäht werden. Hier helfen viel frische Luft, Kühlung und Arnika-Kompressen. Hebammen haben oft gute Tipps, das gilt auch für die besondere Pflege einer Kaiserschnittnaht.

✓ **Brüste:** Nach dem Milcheinschuss sind die Brüste meist voll und schwer. Das ist zunächst sehr ungewohnt und manchmal auch schmerzhaft. Die Hebamme kann Ihnen zeigen, wie Sie die Brust vorsichtig ausstreichen und sich so Linderung schaffen. Wichtig: Stilleinlagen besorgen.

Die ersten Wochen: Mama im Wochenbett 89

✓ **Baby-Blues:** Das Baby weint, der Schlafmangel macht sich bemerkbar, die Hormonumstellung tut das Übrige … Oft fühlen sich Mütter einige Tage nach der Geburt den Tränen nah (meist kommen die Tränen am dritten Tag und verschwinden nach gut zehn Tagen). Jetzt helfen Ruhe, eine Auszeit, ein ruhiger Moment in der Sonne oder ein Telefonat mit der Hebamme. Bleibt die Traurigkeit, könnte dies ein Zeichen für eine Wochenbettdepression sein. Den Arzt kontaktieren.

✓ **Bauchgefühl:** Der Bauch ist noch immer rund, fast wie im sechsten Monat. Dabei wirkt er ungewohnt leer und schwabbelig. Keine Sorge, die Organe müssen erst wieder ihren Platz finden, Schwangerschaftsstreifen werden verblassen. Und mit etwas Übung wird auch die Muskulatur wieder straff.

✓ **Rückbildung:** Nach der Geburt ist es wichtig, den Beckenboden wieder ausreichend zu trainieren. Erste Übungen zeigt Ihnen die Hebamme. Etwa sechs Wochen nach der Entbindung sollten Sie dann einen Rückbildungskurs besuchen. Die Kosten dafür übernimmt die Krankenkasse.

✓ **Letzte Untersuchung:** Sechs Wochen nach der Entbindung macht der Frauenarzt eine Abschlussuntersuchung. Mit ihr ist das »Wochenbett« aus medizinischer Sicht beendet.

OFT GEFRAGT

WARUM HAT MAN NACH DER GEBURT NOCH EINMAL WEHEN?
Wenn es in den ersten drei Tagen nach der Geburt heftig in der Gebärmutter zieht, ist das ein Zeichen, dass sich das Organ, das momentan etwa so groß ist wie eine Wassermelone, wieder zurückbildet. In etwa sechs Wochen hat die Gebärmutter ihr »normales« Volumen (apfelgroß) zurück. Die Nachwehen können manchmal sehr schmerzhaft sein. In diesem Fall helfen Wärmeanwendungen, homöopathische Heilmittel und Tees oder – in Rücksprache mit dem Arzt – Schmerzmittel.

DAS NEUGEBORENE

Ihr Baby ist einzigartig und schon jetzt eine richtige Persönlichkeit. Erstaunlich, was dieser kleine Mensch schon alles kann. Was für ein Wunder!

HALLO BABY, WER BIST DU?

- ✓ **Erstes Beschnuppern:** Nehmen Sie gleich nach Geburt möglichst viel Hautkontakt auf, denn nicht nur das Baby liebt den Geruch seiner Mutter. Die Natur hat auch vorgesehen, dass Neugeborene einmalig duften.
- ✓ **Ein bisschen Mama und ein bisschen Papa:** Wem sieht das Neugeborene ähnlich? Eltern können stundenlang das winzige Gesicht, die kleinen Finger und die süßen Füßchen bewundern.
- ✓ **Energiebündel oder Buddha:** Schon in den allerersten Lebenstagen zeigen sich erste Charakterzüge. Je mehr Sie Ihr Baby in der Nähe haben, desto schneller wird es etwas über sich verraten.

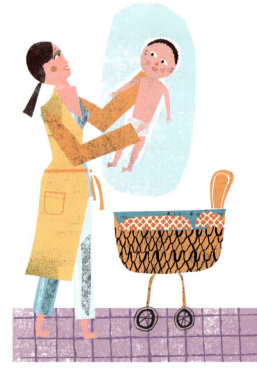

WAS IHR BABY SCHON KANN

- ✓ **Sehen:** Das Neugeborene beginnt gleich nach Geburt, seine Umgebung wahrzunehmen. Es kann jedoch noch nicht gut sehen und erkennt Gesichter nur aus maximal 25 Zentimeter Entfernung. Aber das reicht, um die Eltern beim Stillen oder Kuscheln zu betrachten.
- ✓ **Hören:** Schon vor der Geburt wurde das Hören geübt. Das Baby kann seinen Kopf zu einer Geräuschquelle drehen, es erkennt vertraute Stimmen und die Lieblingsmusik seiner Eltern wieder.
- ✓ **Riechen:** Neugeborene können ihre Mutter am Geruch erkennen. Instinktiv »erschnuppern« sie auch gleich nach der Geburt, wo die »Milchquelle« ist.
- ✓ **Fühlen:** Babys lieben Wärme, intensiven Hautkontakt und Kuscheln.
- ✓ **Kommunizieren:** Das Neugeborene kann durch ein entspanntes Gesicht und friedlichen Schlaf zeigen, dass es glücklich ist. Weinen ist ein Signal, dass es sich nicht wohl fühlt, hungrig ist, eine neue Windel braucht oder schlafen möchte.
- ✓ **Lächeln:** »Grimassieren« nennen Fachleute das erste Lächeln eines Neugeborenen, Eltern sagen dazu »Engelslächeln«. Das erste bewusste Lachen schenken Kinder ihren Eltern im zweiten Monat.

VERTRAUTES AUS DER ZEIT IN MAMAS BAUCH
Das lieben Neugeborene:
- Wohlige Wärme
- Eine eingerollte Körperhaltung
- Das Gefühl des Eingehülltseins (»Pucken«)
- Musik, Geräusche und Stimmen der Eltern
- Berührungen der Haut
- Gehalten und geschaukelt zu werden

DER FRISCHGEBACKENE PAPA

In den ersten Wochen nach der Geburt heißt Vater sein: alles organisieren, die Frau entlasten und das Baby kennenlernen. Bei all dem sollten aber auch Männer nicht vergessen, auf die eigenen Bedürfnisse zu achten.

NEUE AUFGABEN UND HERAUSFORDERUNGEN

- ✓ **Sich Zeit einräumen:** Können Sie Elternzeit nehmen? Wenn nicht, planen Sie mindestens zwei Wochen Urlaub ein. Denn gerade jetzt ist die Nähe zu Kind und Mutter besonders wichtig.
- ✓ **Auf sich achten:** Die Verantwortung für eine Familie zu tragen, kann schwer wiegen. Auch Väter können den »Baby-Blues« bekommen. Suchen Sie Unterstützung und Entlastung. Freunde und Verwandte freuen sich oft sogar darüber, wenn sie helfen können.
- ✓ **Hilfe annehmen:** Manchmal ist zu viel zu tun. Gerade wenn Geschwisterkinder da sind, es Mutter oder Kind nicht gut geht oder die Belastung Job und Familie zu viel wird. Signalisieren Sie dann unbedingt, dass Sie Hilfe brauchen, und nehmen Sie diese an.
- ✓ **Die Hebamme befragen:** Die Nachsorgehebamme ist auch für Papa Ansprechpartnerin. Haben Sie keine Scheu, ihr Fragen zu stellen.
- ✓ **Sich nicht verunsichern lassen:** Vätern wird oft viel zu wenig zugetraut. Lassen Sie sich nicht verunsichern und hören Sie auf Ihr Bauchgefühl.
- ✓ **Sich auf einen Hormonrausch gefasst machen:** Es ist meist Liebe auf den ersten Blick. Frischgebackene Papas sind vor lauter Glück über das Baby überwältigt und auch ihr Körper sorgt für einen Hormonflash. Das haben neueste Studien erwiesen.

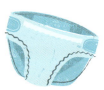

✓ **Beim Versorgen helfen:** Nach dem Stillen beim »Bäuerchen-machen« oder beim Fläschchengeben assistieren, das Baby beruhigen, spazierenfahren, in den Schlaf wiegen, ihm vorsingen ...

✓ **Pflegen:** Wickeln, baden oder massieren können Papas ebenfalls wunderbar. Idealerweise eine Arbeitsteilung vereinbaren.

PAPA – EIN MANN FÜR ALLE FÄLLE

✓ **Papiertiger:** Anträge stellen, Geburtsurkunde beantragen und einiges mehr. Am besten frühzeitig alles bereitlegen (siehe Seite 52 ff.).

✓ **Organisator:** Den Kühlschrank bestücken, bevor Mutter und Kind aus der Klinik kommen. Und sich einen besonderen Willkommensgruß ausdenken, zum Beispiel ein riesiges selbstgemaltes Herz?

✓ **Frauen-Verwöhner:** Schenken Sie Ihrer Partnerin eine Extraportion Aufmerksamkeit und Fürsorge – die Geburt und die ersten Tage mit Baby sind eine besondere Herausforderung! Zeigen Sie Verständnis, wenn die Mama mal gereizt sein sollte.

✓ **Botschafter:** Das Baby ist da! Die frohe Botschaft den Freunden und Verwandten mitzuteilen ist Papas Aufgabe. Sollen es Karten oder lieber SMS sein? Am besten vor der Geburt besprechen.

✓ **Partylöwe:** Oft feiern Väter das Ereignis mit Freunden. Doch der Trend geht zum gemeinsamen Feiern mit Freunden, Verwandten, Frau und Kind – vielleicht als Fete zur Taufe?

WICHTIG

PAPA IST DER BESTE!
Väter können auch ohne Muttermilch die Bedürfnisse ihres Kindes stillen. Papa wickelt anders, hält das Kleine anders, kuschelt anders – und genau das finden Babys toll. Sie sind glücklich, wenn beide Eltern für sie da sind.

DEN RICHTIGEN KINDERARZT FINDEN

Schon vor der ersten Krankheit stellt sich die Frage: Welcher Kinderarzt soll das Baby betreuen?

- ✓ **Feingefühl:** Ein guter Kinderarzt geht auf das Kind und die Eltern ein und erklärt, was er gerade macht.
- ✓ **Respekt:** Er spricht mit dem Kind und nicht nur über das Kind, er untersucht es behutsam und sanft.
- ✓ **Geduld:** Er nimmt sich Zeit, selbst wenn das Wartezimmer voll ist.
- ✓ **Zuhören:** Er nimmt Sorgen und Ängste von Eltern ernst, fragt nach.
- ✓ **Freundlichkeit:** Jammert oder weint das Kind? Der Arzt bleibt ruhig und ist nicht genervt.
- ✓ **Vielseitig:** Er verschreibt auch Homöopathika und Naturheilmittel.
- ✓ **Ehrlichkeit:** Er sagt, wenn er nicht weiterhelfen kann, und überweist an einen Facharzt.
- ✓ **Gründlichkeit:** Er untersucht auch bei kleinen Standarduntersuchungen sorgfältig.
- ✓ **Organisation:** Er ist telefonisch erreichbar, Notfalltermine sind schnell möglich.
- ✓ **Wohlfühlfaktor:** Die Mitarbeiter und die Räume sind freundlich.

TIPP

ARZTEMPFEHLUNGEN
Erkundigen Sie sich schon vor der Geburt bei Eltern in der Nachbarschaft: Welche Kinderärzte sind gut? Auch die Nachsorgehebamme kann oft wertvolle Tipps geben. Suche nach Postleitzahl ansonsten unter: www.kinderaerzte-im-netz.de.

Die ersten Wochen: Das erste Mal beim Arzt **95**

DAS ERSTE MAL BEIM ARZT

Wenn die U1 und U2 in der Klinik erfolgten, lernen sich Baby und Kinderarzt erst zwischen der vierten und sechsten Woche bei der U3 kennen.

WAS WIRD UNTERSUCHT?

- ✓ Größe und Gewicht
- ✓ Herz- und Kreislauf-System
- ✓ Atemfrequenz
- ✓ Hautbeschaffenheit
- ✓ Wundheilung des Nabels
- ✓ Bauch-, Geschlechtsorgane
- ✓ Verdauung
- ✓ Skelett-, Muskel- und Nerven-system
- ✓ Reflexe
- ✓ Entwicklung der Hüfte

WAS IST JETZT WICHTIG?

- ✓ **Früherkennung:** Je eher Auffälligkeiten erkannt werden (etwa mithilfe des Hüftultraschalls), desto besser kann geholfen werden.
- ✓ **Impfberatung:** Ab dem zweiten Monat sind erste Impfungen empfohlen. Der Arzt informiert meist schon jetzt.
- ✓ **Offen sein:** Sprechen Sie Sorgen oder Unsicherheiten offen an, so kann der Arzt helfen.

INFO

NICHT ERSCHRECKEN
Bei der »Reflexuntersuchung« untersucht der Kinderarzt, wie das Baby auf bestimmte ruckartige Bewegungen, Geräusche und helles Licht reagiert, wie gut das Baby motorisch entwickelt ist und ob sein Gehirn Reize verarbeiten kann. Für Eltern ist dieser Teil der Untersuchung oft ein wenig schockierend. Aber keine Angst: Das Baby ist auf keinen Fall in Gefahr.

BABYS ERNÄHRUNG

DAS BESTE VON ANFANG AN: STILLEN

Die meisten Mütter möchten ihr Kind stillen. Am Anfang ist das aber oft gar nicht so leicht. Mama und Baby müssen eben noch üben. Doch bald sind sie ein tolles Team.

VORTEILE DER MUTTERMILCH

- ✓ Muttermilch ist immer verfügbar.
- ✓ Sie stärkt Babys Immunsystem.
- ✓ Sie versorgt Ihr Kind optimal mit Nährstoffen.
- ✓ Stillen mindert das Risiko des plötzlichen Kindstods (SIDS).
- ✓ Stillen bringt Mutter und Kind einander nah.

SO KLAPPT DAS STILLEN

- ✓ **Gleich nach der Geburt anlegen:** Beim Kaiserschnitt dann, wenn es möglich ist. Legen Sie Ihr Baby möglichst alle zwei bis drei Stunden an, damit die Milchproduktion in Gang kommen kann.
- ✓ **Das Baby richtig anlegen:** Dazu muss das Baby nicht nur die Brustwarze, sondern den Warzenhof in den Mund nehmen. Das eigentliche Trinken darf nicht wehtun und das Baby sollte hörbar schlucken. Lassen Sie sich das Anlegen unbedingt von der Hebamme zeigen.

✓ **Die Brüste abwechselnd anbieten:** Dadurch bekommt das Baby immer zuerst die dünne, durstlöschende, dann die nahrhafte Milch. Abwechselnd anlegen sorgt auch für gleichmäßige Milchproduktion.

✓ **Verschiedene Stillpositionen zeigen lassen und testen:** Wichtig ist, dass die Haltung für Mutter und Kind bequem ist.

✓ **Stillen Sie nach Bedarf:** In den ersten Tagen braucht ein Baby etwa acht bis zwölf Mahlzeiten. Lassen Sie es daher so oft und lange trinken, bis es satt ist. Beginnt der Milcheinschuss, helfen häufige Mahlzeiten bei der Umstellung. Nach etwa einer Woche können Sie und Ihr Kind anfangen, einen eigenen Rhythmus zu finden.

✓ **Bäuerchen machen:** Wenn das Baby nicht mehr trinkt, nehmen Sie es sanft von der Brust. Legen Sie es an Ihrer Schulter auf ein Spucktuch und streicheln oder klopfen Sie zart seinen Rücken, damit es verschluckte Luft herauslassen kann. Das beugt Bauchweh vor – muss aber nicht sein, wenn das Baby eingeschlafen ist.

✓ **In den ersten Wochen auf Schnuller verzichten:** Saugen an der Brust erfordert eine andere Technik als das Nuckeln am Schnuller.

✓ **Ruhe und Entspannung:** Stress hemmt die Milchproduktion.

✓ **Ausreichend trinken:** Drei Liter Flüssigkeit pro Tag sind ideal. Trinken Sie beim Stillen immer ein Glas Wasser und halten Sie bei Bedarf ein Kännchen Milchbildungstee (Anis-Fenchel-Kümmel) parat.

OFT GEFRAGT

BEKOMMT MEIN BABY GENUG MILCH?
Stillbabys brauchen keine zusätzliche Flüssigkeit. Sichere Anzeichen, dass das Kind gut versorgt ist:

• Es trinkt mindestens sechs- bis achtmal am Tag an der Brust.
• Es ist lebhaft, nimmt stetig zu und hat einen rosigen Teint.
• Es hat sechs bis acht nasse Stoff- oder fünf bis sechs nasse Wegwerfwindeln am Tag.

STILLPROBLEME MEISTERN

Nicht immer klappt es mit dem Stillen sogleich problemlos. Ergreifen Sie dann rechtzeitig die entsprechenden Maßnahmen und holen Sie sich Unterstützung.

WUNDE BRUSTWARZEN

- ✓ Die häufigsten Ursachen: Das Baby saugt zu fest, es ist nicht richtig angelegt oder die Brustwarzen sind sehr sensibel.
- ✓ Stilldauer einschränken, dafür häufiger anlegen.
- ✓ Keine Seife, Duschgel oder Cremes benutzen. Die Brust zum Heilen viel an die frische Luft lassen.
- ✓ Seiden- oder Hydro-Gel-Stilleinlagen verwenden. Sind sie feucht, gleich austauschen.
- ✓ Nach dem Stillen etwas Muttermilch auf den Brustwarzen verteilen und trocknen lassen.

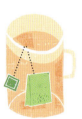

- ✓ Kompressen mit Salbeitee (praktisch: kalte Salbei-Teebeutel).
- ✓ Wenn die Schmerzen bleiben oder stärker werden, Stillberaterin oder Hebamme um Hilfe bitten. Stillorganisationen nennen Stillberaterinnen vor Ort (www.lalecheliga.de, www.afs-stillen.de).
- ✓ Auch die Infektionskrankheit Soor kann die Brustwarzen wund werden lassen. In diesem Fall ist eine medizinische Behandlung nötig.

MILCHSTAU

- ✓ Wenn die Muttermilch im Drüsengewebe festsitzt, sind Verhärtungen tastbar, die Brust spannt unangenehm, ist sehr empfindlich und heiß. Dazu kommen oft grippeähnliche Beschwerden.

Babys Ernährung: Stillprobleme meistern **99**

✓ Häufige Ursachen: Die Brust wurde nicht leer getrunken oder eingeschnürt. Auch Stress und Überlastung können Milchstau verursachen.

✓ Unbedingt weiter stillen, möglichst alle zwei Stunden oder häufiger.

✓ Beim Stillen das Baby so anlegen, dass der Unterkiefer des Kindes auf der Seite der verhärteten Stelle liegt, damit diese schneller entleert wird. Ihre Hebamme zeigt Ihnen gern, wie es geht.

✓ Auch vorsichtiges Ausstreichen kann der Brust den Druck nehmen.

✓ Am besten zwei bis drei Tage Bettruhe halten. Legen Sie sich mit dem Baby ins Bett und lassen Sie sich, so gut es geht, versorgen.

✓ Bessert sich der Milchstau nach zwei Tagen nicht oder kommen sehr hohes Fieber, Schüttelfrost, Übelkeit oder Kopfweh hinzu, kann dies Zeichen für eine Brustentzündung sein. Unbedingt zum Arzt!

ZU VIEL MILCH

✓ Nur eine Brust pro Mahlzeit anbieten.

✓ Die andere Brust vorsichtig ausstreichen. Nicht abpumpen, denn das steigert die Nachfrage.

✓ Am besten mit der Hebamme besprechen, wie viel der Milchfluss wirklich eingedämmt werden muss. Eventuell etwas weniger trinken. Auch eine halbe Tasse Salbeitee am Tag bremst die Milchproduktion.

✓ Brust nach dem Stillen mit einer Quarkkompresse kühlen: Quark auftragen (Brustwarze aussparen) und mit einer Stoffwindel bedecken.

ZU WENIG MILCH

✓ Beide Brüste anbieten und auch möglichst »leer trinken« lassen.

✓ Viel mit dem Baby kuscheln. Enger Kontakt regt die Milchbildung an.

✓ Ausreichend trinken und auf eine ausgewogene Ernährung achten.

✓ Milchbildungstee (Fenchel-Kümmel-Anis) trinken.

DIE ERNÄHRUNG IN DER STILLZEIT

Eine lange Liste mit Verboten, was Mama nicht essen darf? Die gibt es nicht mehr. Das Wichtigste ist, dass Sie sich qualitativ gut und ausreichend ernähren.

AUF EINE BEWUSSTE ERNÄHRUNG KOMMT ES AN

✓ Viele Stillende sind ständig hungrig. Kein Wunder, denn eine voll stillende Frau hat einen größeren Energiebedarf. Trotzdem ist mengenmäßig nicht einfach »Essen für zwei« angesagt.

✓ Ideal ist eine ausgewogene Mischkost und abwechslungsreiches Essen. Zwei warme Mahlzeiten am Tag spenden Wärme und Energie. Tipp: Möglichst viel vorkochen (lassen), damit das Essen schnell aufgewärmt werden kann.

✓ Keine Zeit zum Essen? Oft ist der Babyalltag so stressig, dass sich Mütter keine Zeit zum Essen nehmen. Doch ist die Mutter schlecht ernährt, wirkt sich das auch auf die Muttermilch aus. Notfalls mit Baby im Arm die Mahlzeit einnehmen.

✓ Was bekommt dem Baby? Das ist von Kind zu Kind verschieden. Es gibt aber typische Speisen, die dem Nachwuchs vermehrt Beschwerden bereiten können (siehe Aufzählung Seite 101).

✓ Getreideprodukte sollten ein Drittel der Nahrung ausmachen, Milchprodukte ein Fünftel. Auch Fleisch, Fisch und Eier sollten Sie mindestens zweimal in der Woche essen.

✓ Kraftspender, wenn der Appetit fehlt: eine richtig gute Hühnerbrühe.

✓ Kleine Energie-Snacks wie Nussmischungen, gebratene Mandeln oder Müsliriegel sollten immer zur Hand sein.

✓ Keine Diät in der Stillzeit – die Extrapfunde hat der Körper als Energiereserve angelegt. Tipp: Gönnen Sie sich ein paar schöne passende Kleidungsstücke, das streichelt die Seele und hilft, sich mit dem veränderten Körper wohler zu fühlen.

WAS KÖNNEN SIE TRINKEN?

✓ Möglichst drei Liter Wasser oder ungesüßten Kräutertee trinken – allerdings keinen Salbei- oder Pfefferminztee, der hemmt die Milchbildung. Früchtetee ist erlaubt.
✓ Kaffee, Cola, Schwarz- und Grüntee enthalten Koffein. Ein bis zwei Tassen am Tag, möglichst direkt nach dem Stillen, vertragen die meisten Kinder. Zu viel Koffein macht sie sehr unruhig und kann Bauchweh verursachen.
✓ Dass Alkohol und Zigaretten jetzt tabu sind, ist selbstverständlich.

HÄUFIGE VERURSACHER VON BLÄHUNGEN UND WUNDEM PO

✓ Beeren
✓ Bohnen
✓ Frisch gebackenes Brot
✓ Grapefruitsaft
✓ Kernobst
✓ Lauch- und Zwiebelgemüse
✓ Linsen
✓ Orangensaft
✓ Sauerkraut
✓ Zitrusfrüchte

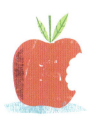
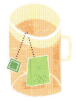

ALTERNATIV: DAS FLÄSCHCHEN

Manche Mütter können oder wollen nicht stillen. Dem Baby geht es trotzdem gut, denn moderne Flaschennahrung ist hervorragend auf den kindlichen Bedarf abgestimmt.

- ✓ Wenn das Stillen einfach nicht funktioniert, sind Mutter und Kind erst einmal beide traurig und frustriert. Das entspannte Füttern mit der Flasche ist dann eine gute Alternative, um wieder »zusammenzufinden« und die gemeinsame Zeit zu genießen.
- ✓ Eventuell kann die Muttermilch auch abgepumpt und dem Baby in einem Fläschchen gefüttert werden.
- ✓ Wer von Anfang nicht Stillen möchte, hat meist gute Gründe dafür.
- ✓ Sie brauchen kein schlechtes Gewissen zu haben. Kein Kind, das mit der Flasche gefüttert wird, erleidet Mangel. Liebe, Nähe und Zärtlichkeit erfahren Flaschenkinder genauso wie Stillkinder.

OFT GEFRAGT

WAS FÜTTERT MAN STATT MUTTERMILCH?
Sogenannte Pre-Milch kommt der Muttermilch am nächsten und ist darum der beste Ersatz. Bei allergiegefährdeten Säuglingen wird HA-Pre-Milchpulver empfohlen. Milchpulver vom Typ 1 oder mit dem Buchstaben B enthält Stärke und belastet den Verdauungstrakt. Vorteil der Pre-Milch: Sie ist der Muttermilch am ähnlichsten und kann genau wie diese nach Bedarf gegeben werden.

RUND UMS FLÄSCHCHEN-MACHEN

✓ **Geeignetes Wasser:** Leitungswasser muss abgekocht werden und dann abkühlen. Bei Mineralwasser muss der Zusatz »zur Herstellung von Babynahrung geeignet« auf dem Etikett stehen.

✓ **Auf die Dosierungsvorschriften achten:** Verwenden Sie immer einen Messbecher. Für unterwegs Pulver portionsweise in Tütchen packen.

✓ **Kunststoffflaschen sind praktischer:** Glasflaschen sind schwerer und zerbrechlich. Wichtig: Achten Sie darauf, dass das Material frei von Schadstoffen wie BPA (Bisphenol A) ist. Der Verkauf ist schon seit 2010 verboten, neuere Flaschen sind also sicher.

✓ **Latex- oder Silikonsauger:** Silikonsauger halten länger, aber Latex ist elastischer und vor allem dann besser geeignet, wenn das Baby schon Zähne hat. Wichtig: Wählen Sie Sauger mit dem kleinsten Loch (»Teesauger«) und solche, deren Form der Brust ähnlich sind. Sauger etwa alle fünf Wochen austauschen.

✓ **Auf Hygiene achten:** Flaschen und Sauger müssen in den ersten sechs Wochen immer sterilisiert werden – im Dampfsterilisator oder in einem Topf mit sprudelndem Wasser (zehn Minuten kochen lassen).

✓ **Richtige Temperatur:** Lassen Sie die Milch vor dem Füttern auf Körpertemperatur abkühlen (am Handgelenk prüfen).

✓ **Füttern nach Bedarf:** Auch Flaschenkinder sollen nur nach Bedarf trinken (siehe Seite 97). Die Flasche muss nicht leer werden.

✓ **Milch immer frisch zubereiten:** Nachts oder auf Ausflügen ist es praktisch, abgekochtes Wasser in einer Thermoskanne aufzubewahren. Auch die abgemessene Portion Milchpulver können Sie schon vorher in die Babyflasche füllen. Dann müssen Sie bei Bedarf beides nur noch mischen.

✓ **Reste nicht aufbewahren:** Es können sich Bakterien bilden.

✓ **Flaschenzeit ist Schmusezeit:** Babys lieben den engen Körperkontakt und die Nähe zu Mama und Papa.

UND WIE GEHT ES WEITER?

So praktisch Stillen und Fläschchen auch sind: Irgendwann möchten die Kleinen mehr als Milch essen. Doch wann darf das erste Löffelchen gekostet werden?

ZEICHEN, DASS DAS BABY REIF FÜR DEN ERSTEN BREI IST

- ✓ Generell empfiehlt die Weltgesundheitsorganisation (WHO), Babys mindestens bis zum sechsten Monat zu stillen. Manche Kinder signalisieren aber schon mit vier Monaten Interesse an fester Nahrung.
- ✓ Das Baby verfolgt Sie eifrig mit den Blicken, wenn Sie selbst essen.
- ✓ Es macht Kaubewegungen.
- ✓ Kleine Kostproben wie Kartoffelpüree oder ein wenig zerdrückte Banane werden begeistert aufgenommen.
- ✓ Der Zungenstoßreflex ist verschwunden. Das Baby schiebt feste Nahrung nicht mehr aus dem Mund.

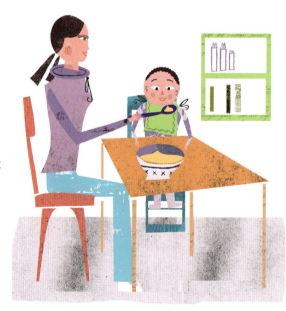

Babys Ernährung: Und wie geht es weiter?

LANGSAME UMSTELLUNG

- ✓ Wenn das Baby so weit ist, kann das Zufüttern beginnen. Für den Einstieg sind neben Karottenbrei auch Breie aus Kürbis, Zucchini, Fenchel oder Pastinaken geeignet.
- ✓ Am Anfang reichen ein bis zwei Löffel. Mengenangaben bei Gläschen sind Orientierungswerte, das Baby darf entscheiden, wann es satt ist.
- ✓ Nach dem Brei bekommt das Baby die gewohnte Milch.
- ✓ Ersetzen Sie pro Monat nach und nach eine Milchmahlzeit durch eine Breimahlzeit. Den Anfang macht der Gemüsebrei am Mittag, später kommt abends der Obst-Getreide-Brei dazu.
- ✓ Pro Woche ein neues Lebensmittel ausprobieren. So lässt sich die Verträglichkeit besser testen.
- ✓ Selbstgekochter Brei ist aufwändiger zuzubereiten. Vorteil: Gut auf Vorrat zu machen, auch in kleinsten Portionen im Eiswürfelbehälter. Selbstgekochtes ist günstiger, schmeckt immer verschieden und Sie wissen genau, was ihr Baby isst.

TABU FÜR BABYS
- Stark gezuckerte Lebensmittel, dazu gehören auch Eis, Pudding oder fertiger Fruchtjoghurt.
- Stark gesalzenes oder gewürztes Essen wie Pommes Frites.
- Milchprodukte und Eier erst zum Ende des ersten Lebensjahres geben.
- Honig nie vor dem zwölften Monat füttern. Er kann bei Babys eine gefährliche Krankheit auslösen (Säuglingsbotulismus).

BABYPFLEGE

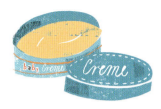

RICHTIG WICKELN

Rund 6000 Windeln verbrauchen Kinder, bis sie mit etwa drei Jahren trocken sind. Ein guter Wickelplatz ist darum wichtig.

HÄUFIGE FRAGEN RUND UMS WICKELN

- ✓ **Wegwerfwindeln oder Stoffwindeln?** Beide haben Vor- und Nachteile. Umweltbilanz und Kosten sind etwa gleich hoch. Wählen Sie daher, was Ihnen und Ihrem Kind am besten gefällt.
- ✓ **Windelwechsel?** Eine nasse Windel sorgt dafür, dass sich das Baby unwohl fühlt. Und das teilt es meist lauthals mit. Ein Griff an Babys Po oder eine »Schnupperprobe« zeigen ebenfalls, ob erneutes Wickeln angesagt ist.
- ✓ **Wie oft?** Neugeborene können Urin nicht lange in der Blase halten, sie brauchen oft bis zu zehn frische Windeln am Tag. Später benötigen Babys circa fünf- bis sechsmal am Tag eine frische Windel. Stoffwindeln müssen etwas häufiger gewechselt werden.
- ✓ **Entzündungen vermeiden?** Ein trockener Popo und häufiger Windelwechsel beugen Problemen vor.
- ✓ **Nachts wickeln?** In der Ruhezeit sollten Babys nur gewickelt werden, wenn sie bereits wach sind, eine sehr volle Windel haben oder die Haut am Po wund ist. Schläft das Baby, brauchen Sie es nicht fürs Wickeln wecken.

Babypflege: Richtig wickeln   **107**

✓ **Während der Mahlzeit wickeln?** Mit voller Windel trinkt es sich schlechter. Nutzen Sie den Brustwechsel eventuell zum Wickeln.

✓ **Was tun bei Pusteln oder Hautreizungen?** Möglicherweise verträgt das Baby die Windelsorte nicht. Einige Hersteller verwenden Lotionen und in Stoffwindeln kann Ammoniak aus dem Harn den Ausschlag verursachen. Am besten die Windelsorte wechseln.

DER WICKELPLATZ

✓ Die Höhe muss stimmen: Sie sollten Ihr Kind ohne Rückenschmerzen wickeln können.

✓ Die Wickelauflage einfach auf das elterliche Bett oder die Waschmaschine zu legen, ist nur eine Notlösung.

✓ Ein schadstofffreie, abwaschbare Wickelunterlage ist unersetzlich. Darauf kommt noch ein kuscheliges Handtuch.

✓ Die Raumtemperatur sollte beim Wickeln mindestens 21 °C betragen. Mit einer Wärmelampe über dem Wickelplatz müssen Sie nicht das ganze Zimmer heizen.

✓ Das Baby mag nicht geblendet werden, Sie selbst müssen aber gut sehen können. Ein Mobile lenkt das Baby ab.

✓ Frische Windeln, Feuchttücher, Wundcreme und Ersatzkleidung sollten immer mit einem Griff zur Hand sein.

> **WICHTIG**
>
> **NIE UNBEAUFSICHTIGT LASSEN**
> Lassen Sie Ihr Kind niemals allein auf dem Wickeltisch. Bereits wenige Sekunden reichen, und schon hat sich auch ein kleiner Säugling überraschend umgedreht. Das Risiko, dass er dabei von der Wickelkommode stürzt, ist extrem hoch.

DAS KLEINE WASCHEN

Haut- und Körperpflege sind mehr als eine anstrengende Notwendigkeit. Ihr Baby liebt die Nähe und den Hautkontakt. Deshalb sollte das Baden für alle zum Wellness-Ritual werden.

BADEN UND WASCHEN

- ✓ Sie können das Baby auf dem Wickeltisch mit einem Waschlappen waschen oder es in der Babybadewanne beziehungsweise einem Badeeimer baden. Viele Babys genießen es auch, auf Mamas oder Papas Bauch in der großen Wanne zu baden.
- ✓ Prüfen Sie mit einem Badethermometer die Temperatur des Badewassers. Ideal sind 37 °C.
- ✓ Bad oder Zimmer sollten mollig warm sein, etwa 23 bis 25 °C.
- ✓ Beste Badezeit: zwischen zwei Mahlzeiten. Das Kind sollte nicht müde sein. Auch nicht direkt nach dem Stillen baden.
- ✓ Es genügt, den Säugling einmal in der Woche zu baden. Badezusätze sind nicht nötig. Sie trocknen die zarte Babyhaut schnell aus.
- ✓ Babys Haare können mit ein paar Tropfen mildem Babyshampoo gewaschen werden. Wichtig: immer zuletzt, da das Kleine rasch auskühlt, wenn der Kopf feucht ist.
- ✓ Das Baby nach dem Baden oder Waschen in ein großes Handtuch hüllen, abtrocknen, frisch wickeln und anziehen.
- ✓ Gesicht und Hände täglich waschen und den Windelbereich immer sauber halten.

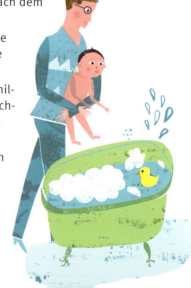

✓ In den Halsfalten und hinter Babys Ohren finden sich oft Milchreste. Sie riechen eventuell unangenehm und können zu Entzündungen führen. Vorsichtig mit warmem Wasser entfernen.

PFLEGE DES WINDELBEREICHS

✓ Bei jedem Windelwechsel ist Säubern angesagt, denn Urin und Stuhl reizen die Haut.

✓ Feuchttücher sind für unterwegs praktisch. Zu Hause lieber mit einem weichen Tuch und klarem Wasser waschen. Das schützt Babys Haut besser und ist kostengünstiger. Lauwarmes Wasser genügt, Seife greift den Säuregehalt der Haut an.

✓ Ist der Po besonders verschmutzt, ein paar Tropfen Öl in das Wasser geben. Stuhl vor dem Waschen mit Klopapier entfernen.

✓ Hat das Kind einen wunden Popo, dünn eine leichte zinkoxid- oder panthenolhaltige Salbe auftragen. Dicke Fettcremes sind nicht nötig.

✓ Bei kleinen Jungen Penis und Hoden sanft mit Wasser und eventuell mit etwas Öl reinigen. In den Falten in der Leiste und unter dem Hoden verstecken sich oft noch Stuhlreste. Die Vorhaut in den ersten Lebensjahren nicht zurückziehen!

✓ Bei Mädchen die äußeren Schamlippen mit einem Tuch oder Waschlappen von vorn nach hinten reinigen – auf diese Weise kommen keine Keime vom Po in die Scheide. Die Scheide reinigt sich allein.

INFO

BABYPFLEGE WIE VOM PROFI
Lassen Sie sich von Ihrer Hebamme zeigen, wie das Kind am besten gebadet wird, wie Sie den Bauchnabel pflegen, die Haut schützen oder reinigen. Ideal ist auch ein Säuglingspflegekurs. Solche Kurse bieten viele Hebammen und Geburtskliniken an.

GUT ANGEZOGEN: BABYS KLEIDUNG

Kleidung für kleine Menschen ist nicht nur niedlich, sie ist auch ein ganz besonderer Schutz. Darum sollte sie gut gewählt werden und vor dem ersten Tragen schon gewaschen sein.

TIPPS FÜR BABYS KLEIDERSCHRANK

✓ Nicht zu viele Kleidungsstücke in den Minigrößen kaufen. Stattlichen Kindern passt Größe 50 nur ein paar Tage, einige starten gleich mit 56. Vieles bekommt die Familie auch geschenkt.

✓ Kleidung nicht nach Größe im Etikett sortieren, lieber aufeinander legen und nach »echter« Länge stapeln. Je nach Hersteller fallen die Kleidungsstücke sehr unterschiedlich aus.

✓ Vom Baby gar nicht geschätzt werden Oberteile, die über den Kopf gezogen werden müssen. Und Knöpfe, die am Rücken drücken.

✓ Babys brauchen Bewegungsfreiheit, um strampeln zu können. Strampelanzüge sind praktisch, weil nichts verrutschen kann.

✓ Vorteil von Zweiteilern: Hose und Oberteil lassen sich einzeln wechseln. Bei einem Malheur müssen Sie das Baby nicht gleich komplett umziehen.

✓ Neugeborene frieren leicht, daher langärmelige Bodys bevorzugen.

✓ Wählen Sie nur Bodys, die auch das Kochprogramm in der Waschmaschine mitmachen. Denn Säuglinge spucken hin und wieder und Windeln können überlaufen.

✓ Babys haben schnell kalte Füße, auch weil sie sich gern die Socken abstreifen. Daher, wenn es kalt ist, lieber Strumpfhosen wählen.

✓ Kinder, die noch nicht laufen können, brauchen keine Schuhe. Sie engen die Füße nur unnötig ein. Im Winter warme Fell- oder Fleece-Überzieher mit festsitzenden Klettverschlüssen anziehen.

RICHTIG GEKLEIDET IM SOMMER

✓ Meist reicht ein ärmelloser Body mit einem leichten, hellen Shirt und einer Hose.

✓ Am kühlen Morgen eine leichte Baumwolljacke anziehen.

✓ Ist es richtig heiß, darf das Baby auch nur einen Body tragen.

✓ Wichtig: Die empfindliche Babyhaut vor UV-Strahlen schützen, leichte Stoffe bevorzugen.

✓ Die Körpertemperatur des Babys immer wieder im Nacken überprüfen. Ist das Baby heiß und verschwitzt, ist es zu dick angezogen.

RICHTIG GEKLEIDET IM WINTER

✓ Langärmelige Bodys, bei Kälte auch gern aus molliger Wolle mit Seide, wärmen. Darüber Pulli und Hose oder Strampler anziehen.

✓ Wichtig: Immer ein Mützchen aufsetzen, da Babys über den Kopf viel Wärme verlieren.

✓ Geht es an die frische Luft, das Baby in einen Schneeanzug packen, Babyfäustlinge anziehen und ihm eine warme Wintermütze aufsetzen. Unbedingt sein Gesicht mit wasserfreier Fettcreme eincremen.

TIPP

MEHRERE LAGEN

Setzen Sie vor allem im Frühling und im Herbst aufs Zwiebelprinzip. Über den Body kommen beispielsweise eine Strumpfhose, dann ein langärmeliges Shirt und lange Hosen. Darüber eine kleine Strickjacke. Geht es nach draußen, noch eine dickere, wärmere Baumwolljacke und Wollsocken anziehen. So »präpariert« können Sie rasch auf Temperaturunterschiede reagieren.

KINDERWAGEN UND TRAGEHILFE

Eltern können ihr Baby nicht immer im Arm tragen. Um trotzdem mobil zu sein, schieben sie einen Kinderwagen, nutzen eine Tragehilfe oder schwören auf das Tragetuch.

KINDERWAGEN

- ✓ Es gibt viele Varianten und die Preise sind teilweise enorm. Gebrauchte Kinderwagen sind oft eine ebenso gute Alternative.
- ✓ Eine gute Federung sorgt für mehr Komfort für das Baby.
- ✓ Ein höhenverstellbarer Schwenkschieber schont Ihren Rücken, weil sich der Wagen dadurch der Körpergröße anpasst.
- ✓ Machen Sie vor dem Kauf eine Testfahrt. Und probieren Sie aus, ob der Wagen in den Kofferraum Ihres Autos passt.
- ✓ Ist Zubehör wie Regenverdeck oder Einkaufsnetz im Preis inbegriffen?
- ✓ Ein guter Kinderwagen hat eine stabile Babywanne mit Matratze. Softtragetaschen bieten der weichen Babywirbelsäule zu wenig Halt.
- ✓ Kombiwägen sind oft die erste Wahl. Erst liegt das Baby in einer Babywanne, später lässt sich der Wagen zur Sportkarre umbauen.

TRAVEL-SYSTEME FÜR DIE BABYSCHALE

- ✓ Mithilfe eines kleinen Fahrgestells wird die Babyschale rollfähig.
- ✓ Nicht für den täglichen Transport geeignet. Die gekrümmte Haltung schützt im Auto, bei Ausflügen jedoch kann das Kind sich nicht genug bewegen und Haltungsschäden bekommen.

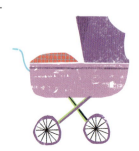

TRAGETÜCHER

✓ Besonders vielseitig, da sie auf viele verschiedene Arten gebunden werden können und sich dadurch von der Geburt bis ins Laufalter verwenden lassen.

✓ Sie können das Baby auf dem Bauch, auf der Hüfte oder auf dem Rücken tragen.

✓ Viele Babys mögen die Körpernähe besonders gern (sie beruhigt unruhige Kinder).

✓ Eltern haben beide Hände frei, was gerade dann sehr wichtig ist, wenn ein Geschwisterkind da ist.

✓ Nachteil: Das richtige Binden erfordert Geduld, Geschicklichkeit und Übung. Der Verein Tragenetzwerk e. V. bietet bundesweit Beratungen an. Mehr unter: www.tragenetzwerk.de. Oder Sie fragen Ihre Hebamme, die dann gleich mit Ihnen üben kann.

FERTIGE TRAGEHILFEN

✓ Auch hier ist das Kind ganz nah bei Mama oder Papa. Und die Eltern haben die Hände frei.

✓ Für Ungeübte oder Ungeduldige praktisch: Das Baby lässt sich dank Schnallen oder Klettverschlüssen recht schnell fixieren. Dieser Komfort hat seinen Preis, einige Tragehilfen sind sehr teuer.

✓ Eine gute Tragehilfe stützt das Baby ab, ohne es einzuengen. Der Rücken kann rund bleiben.

✓ Für die Entwicklung von Babys Hüfte ist die Spreiz-Anhock-Haltung wichtig. Aber genau die bietet nicht jede Tragehilfe. Ausprobieren!

✓ Das Gewicht muss gut verteilt sein, Ihr Rücken darf nicht wehtun.

✓ Das Gesicht des Babys sollte den Eltern zugewandt sein. Sonst kann es sich nicht einkuscheln und ist zu vielen Reizen ausgesetzt.

DIE WICKELTASCHE

Sie müssen für unterwegs nicht unbedingt eine extra Wickeltasche kaufen. Ein Rucksack oder eine große Handtasche mit vielen Fächern reichen auch. Fest steht aber, was hinein muss.

PACKLISTE FÜR DIE WICKELTASCHE

- ✓ Wickelauflage
- ✓ 4 Ersatzwindeln
- ✓ Feuchttücher
- ✓ Wundcreme
- ✓ 1 Garnitur Wechselgarderobe (je nach Wetterlage)
- ✓ 1 zusätzlicher Body
- ✓ 1 Paar Socken
- ✓ 1 Mulltuch (als Schutz für Ihre eigene Kleidung)
- ✓ 1 Spielzeug

- ✓ Eventuell Stilleinlagen
- ✓ Milchfläschchen im Thermobehälter
- ✓ Bei älteren Babys: Breiglas, Löffel, Lätzchen
- ✓ Mülltüten (für volle Windeln und nasse Kleidung)
- ✓ 1 Flasche Wasser für Mama und Papa
- ✓ Was die Eltern brauchen: Portemonnaie, Taschentücher, Schlüssel

INFO

WENN SIE LÄNGER UNTERWEGS SIND

Wenn Sie länger unterwegs sind, stecken Sie entsprechend viele Windeln und mehr Fläschchen oder Brei ein. Milch und Brei bleiben im Wärmebehälter ein paar Stunden warm. Alternative: Milchpulver mitnehmen und kochendes Wasser in eine Thermosflasche füllen. Stillmütter haben es einfacher.

AUTOFAHREN MIT BABY

Ob Spritztour oder großer Ausflug: Mit einem Säugling kann die kürzeste Autofahrt zum Abenteuer werden. Eine sichere Ausstattung, Planung und Geduld sind daher wichtig.

DIE BABYSCHALE

- ✓ Entspricht die Schale der Gruppe 0+ (bis 13 Kilo)?
- ✓ Erfüllt sie die europäische Prüfnorm ECE 44? Die letzten zwei Ziffern müssen 04 (aktuelle Version) oder 03 lauten. Bei den neuesten Kindersitzen kann hier auch "i-Size" stehen.
- ✓ Gibt es ein Gurtsystem und eine Verkleinerung für Neugeborene?
- ✓ Ideal: Der Sitz kann entgegen der Fahrtrichtung montiert werden. So fahren Kinder bis 18 Monate laut Experten am sichersten, weil die Sitzhaltung die Unfallgefahr verringert.
- ✓ Achten Sie darauf, dass die Schale leicht zu tragen ist und sich schnell und unkompliziert einbauen lässt.

GUTE FAHRT

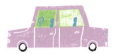

- ✓ Denken Sie im Sommer an Sonnenschutz.
- ✓ Auf die Zeiten des Babys achten. Lieber abends starten, um Staus zu vermeiden. Auf längeren Fahrten viele Pausen einplanen.
- ✓ Die Wickeltasche sollte immer gut erreichbar sein.
- ✓ Lassen Sie das Baby nie allein im Auto. Im Sommer drohen Hitzeunfälle. Im Winter gut heizen, Babys kühlen schnell aus.
- ✓ Der sicherste Platz für das Baby ist hinten rechts. Fährt das Baby auf dem Beifahrersitz mit, muss der Airbag ausgeschaltet sein.

BABYS GESUNDHEIT

DER SICHERE BABYSCHLAFPLATZ

Bis vor Kurzem fühlte sich das Baby noch sicher aufgehoben in Mamas Bauch und nun soll es allein schlafen? So schaffen Sie ihm ein Nest, in dem es sich geborgen fühlt.

WIE SOLL DAS BABYBETT AUSSEHEN?

✓ Babys schlafen am sichersten im eigenen Bett im Elternschlafzimmer oder im gemeinsamen Familienbett. Das Baby fühlt sich in Ihrer Nähe geborgen und Sie können schneller reagieren, wenn das Kleine wach wird oder Hunger hat.

✓ Verzichten Sie generell auf weiche Unterlagen, Kissen, Kopfpolster, Decken oder Kuscheltiere im Babybett.

✓ Bettumrandungen beschränken die Luftzufuhr.

✓ Im Familienbett darf der Kopf des Babys nicht von Bettzeug bedeckt werden.

✓ Entscheiden Sie sich für eine feste, schadstoffarme Matratze.

✓ Als Kleidung genügen ein Schlafanzug oder Body und ein Schlafsack, der genug Beinfreiheit bietet und bis unter die Arme reicht. Für die kalte Jahreszeit gibt es extra wärmende Schlafsäcke mit Kuschel-Inlet.

✓ Keine Schnüre oder Ketten am Babybett. Gitterstäbe sollen einen sicheren Abstand von circa 4,5 bis 7,5 Zentimeter haben.

ZUR SICHERHEIT: RÜCKENLAGE

✓ Die Sorge vor dem plötzlichen Kindstod (SIDS) ist nicht unbegründet. Doch die Wahrscheinlichkeit, dass er tatsächlich eintrifft, ist gering. Nur etwa 0,04 Prozent aller Kinder in Deutschland sind betroffen.

✓ Säuglinge sollten im ersten Jahr in der Rückenlage schlafen. Die Bauchlage erhöht das Risiko für den plötzlichen Kindstod. Vermeiden Sie auch die Seitenlage, da sie weniger stabil ist und das Baby leicht auf den Bauch rollen kann.

✓ Legen Sie das Baby beim Ins-Bett-Bringen immer konsequent auf den Rücken. So wird dies zur festen Gewohnheit. Ein buntes Mobile über dem Bettchen ist ein schöner Hingucker.

✓ Befestigen Sie nichts an der Seite des Betts, damit das Baby sich nicht dorthin drehen möchte.

✓ Schnuller sind nachts erlaubt. Sie reduzieren vermutlich sogar das Risiko für SIDS. Das Gleiche gilt, wenn Sie Ihr Kind stillen.

✓ Auch die regelmäßige Teilnahme an den Vorsorgeuntersuchungen (siehe Seite 124 f.) schützt das Kind.

TIPP

BAUCHLAGE NICHT VERNACHLÄSSIGEN
Ist das Baby wach, sollte es oft auf dem Bauch liegen, am besten auf einer gut gepolsterten, nicht zu weichen Decke. Die Bauchlage trainiert die Muskulatur, das Baby beginnt, den Kopf zu heben und später auch, sich auf den Händen abzustützen. Das ist ein erstes Üben fürs Krabbeln. Doch Vorsicht: Wenn das Baby anfängt sich zu drehen, kann es sein, dass es auch im Schlaf gern auf den Bauch kullert. Üben Sie daher unbedingt auch das Zurückdrehen mit ihm.

EINSCHLAFEN LERNEN

Schlaf, Kindchen, schlaf! Viele Eltern wünschen sich nichts sehnlicher. Doch Babys kommen oft nicht zur Ruhe.

WIE BABYS SCHLAFEN

✓ Babys haben einen besonderen Schlafbedarf. Ein Neugeborenes (ver-)schläft am Tag im Schnitt 17 Stunden. Mit drei Monaten dann schlafen Babys etwa 15, mit einem Jahr rund 14 Stunden pro Tag.

✓ Manche Babys kommen mit weniger aus, andere brauchen mehr.

✓ Babys wachen einfach auf, egal ob es gerade Tag ist oder Nacht. Dass der Tag zum Wachsein da ist und die Nacht zum Schlafen, müssen sie erst lernen.

✓ Manchmal schlafen auch die Kleinsten schon am Stück, oft aber passen diese Zeiten nicht zum elterlichen Schlaf.

✓ Um durchzuschlafen, müssen Babys, wenn sie nachts aufwachen, allein wieder einschlafen. Das lernen sie mit festen Schlafritualen.

SANFTE HILFE, UM TAG UND NACHT ZU UNTERSCHEIDEN

✓ Eltern können ihrem Kind helfen, einen Schlafrhythmus zu finden.

✓ Tagsüber ist es hell. Jetzt ist die Zeit für Aktivitäten und zum Spielen.

✓ Verdunkeln Sie beim Stillen tagsüber nicht das Zimmer.

✓ Abends nicht mehr toben oder wild spielen.

✓ Wenn Sie Ihr Baby speziell für die Nacht umziehen, signalisieren Sie ihm, dass jetzt die Schlafenszeit beginnt.

✓ Nachts in ruhiger Umgebung stillen. Möglichst wenig Licht machen.

Babys Gesundheit: Einschlafen lernen

DIE BESTEN EINSCHLAFTIPPS

- ✓ Das Baby wach ins Bett legen, es sollte möglichst nicht auf dem Arm einschlafen. Sonst lernt es nicht, allein zur Ruhe zu kommen.
- ✓ Berührungen signalisieren: Wir sind da. Sanft die Stirn streicheln, die Hand auf Babys Bauch legen.
- ✓ Beim Säugling bleiben, bis er eingeschlafen ist.
- ✓ Müde Babys nörgeln sich manchmal in den Schlaf. Greifen Sie nicht gleich ein.
- ✓ Weint das Baby, sollten Sie es unbedingt beruhigen. Legen Sie sich neben das Kind oder nehmen Sie es auf den Arm.
- ✓ Manche Betten sind sehr groß. Geborgener fühlt sich das Baby, wenn Sie ihm mit dem Stillkissen am Fußende ein Nest bauen.

EINSCHLAFRITUALE

- ✓ Feste Schlafenszeiten
- ✓ Abendliches Bad
- ✓ Zarte Streichelmassage
- ✓ Bestimmtes Gute-Nacht-Lied
- ✓ Geflüstertes Schlafgedicht
- ✓ Leise Geräusche, wie ein gesummtes Lied oder eine Spieluhr
- ✓ Sanft über die Stirn streichen
- ✓ »Licht aus« und »Gute-Nacht-Kuss« signalisieren, dass der Tag zu Ende ist.
- ✓ Übertreiben Sie es nicht. Ein müdes Baby ist leicht überreizt.

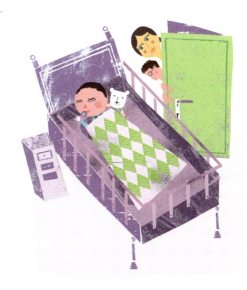

UNRUHIGE BABYS UND SCHREIKINDER

Wenn das Baby scheinbar ohne Grund schreit, und das immer wieder, kann das für alle eine große Belastung sein.

MÖGLICHE URSACHEN FÜRS WEINEN UND SCHREIEN

- ✓ Babys weinen, um sich mitzuteilen. Sie suchen Nähe, haben Hunger, Durst, fühlen sich unwohl, sind müde oder wollen spielen.
- ✓ Schrilles Schreien ist ein Alarmsignal: Das Baby hat Angst oder Schmerzen. Ist körperlich alles in Ordnung? Kneift vielleicht etwas? Hört das Schreien nicht auf, bei Hebamme oder Arzt nachfragen.
- ✓ Müdigkeitsweinen nicht ignorieren. Das Baby sollte sich nicht in den Schlaf schreien. Meckert es nur leicht, kann es durch Schaukeln oder Streicheln beruhigt werden.
- ✓ Wenn das Baby Hungersignale sendet und zum Beispiel an der Faust saugt oder den Kopf hin und her dreht, möchte es gestillt werden. Ist das Baby allerdings müde oder will spielen, wird es durch das Stillen zwar kurz abgelenkt, später aber weint es weiter.
- ✓ Manche Babys sind besonders unruhig, vor allem beim Zahnen, kurz bevor sie etwas Neues lernen, wenn sie zu Blähungen neigen oder weil sie sich krank fühlen.
- ✓ Eltern sollten immer reagieren und überlegen, warum ihr Kind schreit.

IST MEIN KIND EIN SCHREIBABY?

- ✓ Schreit ein Baby an mehr als drei Tagen in der Woche mehr als drei Stunden am Tag, und das länger als drei Wochen am Stück, spricht man von einem Schreibaby.

✓ Schreibabys sind oft stark überreizt. Meist fehlt ihnen die Fähigkeit abzuschalten.

✓ Sie reagieren sehr empfindlich auf Reize, lassen sich kaum trösten.

✓ Trost für Eltern: Die langen Schreistunden enden meist nach dem dritten Lebensmonat. Und sie haben nicht automatisch Spätfolgen.

DAS KÖNNEN ELTERN TUN

✓ **Ein Schreiprotokoll führen:** Schreiben Sie mindestens sechs Tage auf, wann und wie lange das Baby schreit. Notieren Sie, was an dem Tag los war, wie das Baby getrunken hat und ob es Beschwerden hatte.

✓ **Eine Schreibambulanz aufsuchen:** Kliniken und Beratungsstellen bieten spezielle Sprechstunden für Eltern von Schreibabys. Mehr Infos unter www.schreibabyambulanz.info.

✓ **Viel Nähe bieten:** Hautkontakt und Geborgenheit beruhigen das Kind, selbst wenn es noch weiter weint.

✓ **Für Entlastung sorgen:** Die Betreuung eines Schreibabys zerrt an den elterlichen Nerven. Sich möglichst öfter einmal abwechseln und Freunde/Familie um Hilfe bitten. Auch Eltern brauchen Auszeiten.

✓ **Eigene Gefühle akzeptieren:** Ein ständig schreiendes Baby lässt Eltern verzweifeln oder wütend werden. Das ist ganz normal. Bedenken Sie aber immer, dass das Baby Sie nicht ärgern möchte.

> **WICHTIG**
>
> **TELEFONSEELSORGE**
> Im akuten Notfall bietet die Telefonseelsorge rund um die Uhr gebührenfrei Unterstützung an (0800/111 0 111 oder 0800/111 0 222). Im Internet können sich Eltern zum Beispiel unter www.trostreich.de oder www.9monate.de austauschen.

SCHLAFMANGEL BEI DEN ELTERN

Weil Ihr Baby das Schlafen noch lernen muss, sind die Nächte auch für Sie als Eltern kurz. Der ständige Schlafmangel ist eine Herausforderung, die es zu meistern gilt.

RUHEPHASEN SIND WICHTIG

- ✓ Die Natur hat vorgesorgt: Schon in der Schwangerschaft schlafen viele Frauen mit Unterbrechungen – quasi als Training.
- ✓ Hormone sorgen dafür, dass frischgebackene Mütter nicht tief schlafen, sodass sie möglichst schnell auf das Baby reagieren können (»Ammenschlaf«). Die meisten schlafen auch leicht wieder ein.
- ✓ Nicht immer sind die Hormone zuverlässig, viele Frauen fühlen sich sehr wohl dauermüde.
- ✓ Mamas, die wegen des Stillens nachts meist zuständig sind, sollten so oft wie möglich tagsüber Ruhe suchen. Wenn das Baby schläft, sollten sie sich möglichst auch selbst hinlegen.
- ✓ Papas, die nicht in Elternzeit sind, haben oft eine zusätzliche Belastung, da sie trotz wenig Schlaf im Job gut funktionieren müssen.
- ✓ Wer ständig unausgeschlafen ist, reagiert langsamer, ist vergesslich und schneller gereizt. Gerade darum sollten Eltern aufpassen, dass sie nicht zu erschöpft sind. Sonst leidet die ganze Familie.
- ✓ Väter sollten sich eventuell ruhige Nächte im Nachbarraum gönnen. So sammeln sie wieder Kraft.
- ✓ Greifen Sie im Notfall auf Unterstützung zurück und bitten Sie jemanden, das Baby zu versorgen, damit Sie schlafen können.
- ✓ Für einen gleichmäßigen Tagesablauf sorgen: Das Spaziergehen, die Mahlzeiten, Einkaufen, Spielen und ein Abendritual sollten zur gleichen Uhrzeit stattfinden.

HILFEN BEI MÜDIGKEIT

✓ Direkt nach dem Stillen sind eine Tasse Kaffee oder Tee erlaubt; bis das Baby das nächste Mal trinkt, ist das Koffein abgebaut.

✓ Stärkende, warme Lebensmittel wie Hühner-bouillon schenken Kraft.

✓ Ausreichend essen und trinken.

✓ Heiß-kalte Wechselduschen bringen den Kreis-lauf in Schwung.

✓ Kompressen mit kalten, schwarzen Teebeuteln auf den müden Lidern erfrischen die Augen.

✓ Bewegung an der frischen Luft macht munter.

✓ Früh schlafen gehen und auf ein gutes Raumklima achten.

WENN DIE ERSCHÖPFUNG ANHÄLT

✓ **Frische Luft und Sonnenlicht:** Halten Sie sich möglichst viel im Freien auf. Das sorgt dafür, dass der Körper Serotonin bekommt. Schon Neugeborene dürfen nach draußen, denn das Licht ist auch für das Baby gesund.

✓ **Eisenmangel?** In der Schwangerschaft und Stillzeit besteht erhöh-ter Eisenbedarf. Ein unerkannter Mangel kann Grund für die Müdig-keit sein. Mit dem Arzt abklären.

✓ **Depressionen:** Wenn Müdigkeit zum Dauerzustand wird, ein Gefühl der Lähmung und Antriebslosigkeit wächst, dann können das erste Anzeichen einer Depression sein. Und die ist keine Seltenheit: Jede zehnte Mutter ist von einer postnatalen Depression betroffen. Ursachen kann es viele geben. Erste Hilfe gibt es beim Hausarzt, der Hebamme oder im Internet unter www.schatten-und-licht.de.

DIE U-UNTERSUCHUNGEN

Die Vorsorgeuntersuchungen bis U10 sollen helfen, Krankheiten und Fehlentwicklungen rechtzeitig zu sehen. Jeder Eintrag in das gelbe Heft zeigt, wie sich das Baby entwickelt.

✓ Probleme können rechtzeitig erkannt werden.

✓ Die Kosten werden von der Krankenkasse übernommen.

✓ In immer mehr Bundesländern ist es mittlerweile Pflicht, dass Eltern ihre Kinder dem Arzt vorstellen.

✓ Haben Sie als Eltern das Gefühl, dass sich Ihr Kind nicht richtig entwickelt, sprechen Sie dies beim Kinderarzt unbedingt an. Sie sind die Experten für Ihr Kind.

ÜBERBLICK ÜBER DIE U-UNTERSUCHUNGEN IM ERSTEN JAHR

	Alter des Kindes	Schwerpunkt
U1	Direkt nach der Geburt	• Gibt es Dinge, die sofort behandelt werden müssen? • Wie ist der Gesamtzustand des Kindes nach der Geburt? • Erste Vitamin-K-Gabe.
U2	3. bis 10. Lebenstag (Neugeborenen-Basisuntersuchung)	• Untersuchung von Organen, Haut, Geschlechtsteilen, Knochen, Verdauungssystem und Reflexen. • Hat das Kind Geburtsverletzungen oder Fehlbildungen? • Liegt eine Gelbsucht vor? • Stoffwechsel-Screening-Tests. • Neugeborenen-Hörscreening. • Zweite Vitamin-K-Gabe.

Babys Gesundheit: Die U-Untersuchungen   **125**

Alter des Kindes	Schwerpunkt
U3 4. bis 6. Lebenswoche	• Meist erste Untersuchung beim eigenen Kinderarzt. • Überprüfen der Reflexe und der Reaktionen auf bestimmte Reize. • Ultraschalluntersuchung der Hüfte. • Wie ist das allgemeine Befinden? • Wie trinkt das Baby?
U4 3. bis 4. Lebensmonat	• Lächelt das Baby zurück? • Kann es Blickkontakt halten? Kann es Gegenstände mit den Augen verfolgen? • Check der geistigen und körperlichen Entwicklung. • Wie gut kann sich das Kind bewegen? • Erste Ernährungsberatung. • Bei diesem Termin erfolgt meist auch schon die erste Impfung.
U5 6. bis 7. Lebensmonat	• Beweglichkeit und Körperbeherrschung stehen im Mittelpunkt. • Wie gut greift das Baby? • Kann es sich alleine drehen? • Übt es schon Laute? • Die ersten Zähne werden untersucht. • Ausführliches Gespräch über die erste Breimahlzeit.
U6 10. bis 12. Lebensmonat	• Spricht das Baby schon erste Worte? • Wie gut ist seine Körperbeherrschung? • Kann es sich zum Stehen hochziehen und krabbeln? • Auch Hör- und Sehvermögen des Babys werden erneut überprüft. • Bei auffälligen Entwicklungsstörungen überweist man Sie an Experten (Ergotherapeut, Augenarzt u. a.).

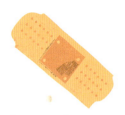

WENN DAS BABY KRANK IST

Fieber, Schnupfen oder die erste kleine Verletzung? Wenn ein Säugling krank ist, sorgen sich Eltern. Meist handelt es sich jedoch um harmlose Infekte. Wie können Sie helfen?

KLEINE PATIENTEN VERSORGEN

- ✓ Neugeborene haben durch die Antikörper, die sie im Mutterleib und bei der Geburt von der Mutter mitbekommen haben, zunächst einen Nestschutz. Erst ab dem dritten Lebensmonat muss sich das Immunsystem selbst aufbauen.
- ✓ Infekte sorgen dafür, dass die Körperabwehr gesteigert wird und sich eigene Antikörper bilden. Jede Erkrankung sorgt also dafür, dass das Baby gestärkt wird.
- ✓ Viele Infekte, etwa Dreitagefieber oder Schnupfen, sind harmlos. Babys sind zwar sehr unglücklich, weil sie nicht verstehen, warum sie sich so schlecht fühlen. Sie werden aber rasch wieder gesund.
- ✓ Kranke Babys brauchen Ruhe, gedämpftes Licht und viel Nähe zu Mama und Papa.
- ✓ Auch wenn die elterlichen Nerven durch Babyweinen strapaziert sind: Das Baby kann sich nicht anders mitteilen und zeigt, dass es sich nicht wohlfühlt. Bleiben Sie möglichst gelassen.
- ✓ Aufmerksamkeit, häufiges Stillen beim fiebrigen, durstigen Kind, eine liebevolle Atmosphäre und ein Gefühl der Geborgenheit sind zum Gesundwerden besonders wichtig.
- ✓ Das Baby wirkt fiebrig? Gleich messen. Am besten mit einem digitalen Fieberthermometer im Po.
- ✓ Suchen Sie im Zweifelsfall immer lieber den Arzt auf. Achten Sie auf Alarmzeichen (siehe Seite 128).

Babys Gesundheit: Wenn das Baby krank ist **127**

✓ Die Hebamme kann Ihnen zeigen, wie Sie Ihrem Baby am besten ein Medikament verabreichen.

✓ Bei vielen Erkrankungen, etwa bei Schnupfen oder leichtem Fieber, helfen Hausmittel. Je besser Sie informiert sind, desto besser können Sie Ihrem Kind helfen.

BABYS HAUSAPOTHEKE

✓ Nasensekretabsauger, um Babys Nase bei Schnupfen zu reinigen

✓ Physiologische Kochsalz-lösung als Nasentropfen

✓ Salbe gegen wunden Po (zinkoxyd- oder panthenol-haltige Wundsalbe)

✓ Kümmelöl oder Windsalbe bei Blähungen und Verstopfungen

✓ Kühlendes Gel zur Schmerz-linderung bei Insektenstichen

✓ Digitales Fieberthermometer

✓ Pflaster in verschiedenen Größen

✓ Sterile Mullkompressen und Mullbinden

✓ Splitterpinzette

✓ Zeckenzange oder -karte

✓ Cool Packs

✓ Fieberzäpfchen

✓ Osanit (homöopathisches Mittel; hilft bei verschiede-nen Beschwerden, beim Zah-nen und bei leichtem Fieber)

WICHTIG

KINDERSICHER VERSTAUEN
Bewahren Sie alle Medikamente für Kinder unerreichbar auf. Halten Sie die Notfallnummer der Giftnotrufzentrale und des ärztlichen Notdienstes immer bereit. Am besten hängen Sie sie beim Telefon an die Wand. Die zuständige Giftnotrufnummer finden Sie unter www.kindersicherheit.de.

SOFORT ZUM ARZT?

Babys können uns nicht sagen, dass sie sich krank fühlen. Aber es gibt Signale, die deutlich darauf hinweisen.

BEI DIESEN ZEICHEN SOLLTEN SIE ZUM ARZT

- ✓ Wenn ein Säugling nicht ausreichend oder schlecht trinkt.
- ✓ Bei Fieber von mehr als 38 °C.
- ✓ Wenn das Baby mehr erbricht als sonst.
- ✓ Wenn ein wunder Po nicht heilt.
- ✓ Bei geröteten Hautstellen oder Quaddeln.
- ✓ Bei hartnäckigem Schnupfen oder Husten.
- ✓ Wenn das Baby weinerlich ist und sehr unglücklich wirkt.
- ✓ Wenn es matt, erschöpft und teilnahmslos ist.
- ✓ Bei auffällig vielen nassen Windeln.
- ✓ Bei Durchfall oder Verstopfung.

DEN NOTARZT RUFEN ODER INS KRANKENHAUS FAHREN

- ✓ Das Baby schreit schrill und scheint in höchster Not.
- ✓ Es trinkt gar nicht mehr, die Fontanelle wirkt eingefallen.
- ✓ Es hat sich verletzt, ist gefallen oder gestürzt.
- ✓ Es hat über 40 °C Fieber.
- ✓ Es hat sich etwas Giftiges in den Mund geschoben (zum Beispiel Tabak).
- ✓ Es atmet angestrengt oder hat Schwierigkeiten beim Luftholen.
- ✓ Ein Insekt hat das Baby im Rachenraum oder in die Zunge gestochen.

IMPFUNGEN

Impfen ist in Deutschland keine Pflicht, die Entscheidung dafür oder dagegen liegt in den Händen der Eltern. Informieren Sie sich daher unbedingt über Vorteile und mögliche Nachteile.

WICHTIGE ENTSCHEIDUNGSHILFEN

✓ Impfstoffe bringen den Erreger in den Körper, damit dieser Antikörper bilden kann. Impfbefürworter argumentieren, dass so Krankheiten gar nicht ausbrechen und das Kind geschützt wird. Impfgegner sehen darin dagegen eine Gefährdung des Körpers.

✓ Besprechen Sie unbedingt mit dem Kinderarzt, was er für Ihr Kind rät. Die meisten Ärzte halten sich an die Impfempfehlungen der Ständigen Impfkommission (STIKO), sehen aber auch das einzelne Kind.

IMPFPLAN DER STIKO IM ERSTEN LEBENSJAHR

✓ **Acht Wochen:** Sechsfachimpfung + Pneumokokken
✓ **Zwölf Wochen:** Sechsfachimpfung + Pneumokokken
✓ **Vier Monate:** Sechsfachimpfung + Pneumokokken
✓ **Zwölf Monate:** Sechsfachimpfung + Pneumokokken

> **WICHTIG**
>
> **KRANKES KIND?**
> Ist das Kind erkältet oder hat es einen Infekt, unbedingt den Impftermin verschieben. Informieren Sie außerdem umgehend den Arzt, wenn nach dem Impfen Komplikationen auftreten.

WIR SIND EINE FAMILIE!

MAMA UND PAPA SEIN

Mit der Geburt eines Babys werden aus Frau und Mann Mama und Papa. Noch sind die neuen Rollen ungewohnt.

- ✓ Je mehr Zeit Eltern und Baby von Anfang an zusammen verbringen, desto näher kommen sie sich.
- ✓ Jeden Tag lernen Sie Ihr Baby besser kennen und verstehen.
- ✓ Auch über sich selbst erfahren Sie täglich mehr, spüren Grenzen und entdecken bislang ungekannte Fähigkeiten.
- ✓ Spezielle Angewohnheiten, etwa beim Einschlafen, werden zu eigenen Familienritualen.

WUNSCH UND WIRKLICHKEIT – WAS BEDEUTET ELTERNSEIN?

- ✓ Eltern haben oft hohe Erwartungen an sich, die selbst Superhelden nicht erfüllen könnte. Seien Sie geduldig mit sich, Sie sind schließlich noch »Anfänger«.
- ✓ Fragen Sie sich selbst, was eine gute Mutter und einen guten Vater für Sie ausmacht. Streben Sie dem Ideal nach?
- ✓ Wie fühlen Sie sich mit Ihrer neuen Rolle?
- ✓ Worauf legen Sie in der Erziehung besonderen Wert?

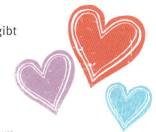

- ✓ Nicht immer sind sich Eltern einig. Schon jetzt gibt es erste Streitthemen. Überlegen Sie, wie Sie damit umgehen wollen.
- ✓ Junge Eltern sind nicht immer strahlend glücklich. Gestehen Sie es sich ein, wenn Sie überfordert sind.
- ✓ Wie sind die Rollen verteilt? Wer kümmert sich um was? Sind Sie mit der Aufteilung zufrieden?

ERZIEHUNG VON ANFANG AN

- ✓ Mit der Geburt übernehmen Eltern die Verantwortung für ihr Kind.
- ✓ Es ist wichtig, mit dem Kind zu leben und nicht für das Kind.
- ✓ Auch die liebevollsten Eltern müssen an eigene Bedürfnisse denken. Ihr Kind muss lernen, dass auch Sie sich wichtig nehmen.
- ✓ Eltern können Kinder nicht vor Enttäuschungen schützen. Die interessante Steckdose ist nun einmal tabu.
- ✓ Ein klares »Nein« ist wichtig. Das begreifen schon die Kleinsten, denn Papas Brille hinwerfen oder Mama beißen ist nicht okay.

> **TIPP**
>
> **GLÜCKSMOMENTE SAMMELN**
> Es gibt Tage, da fühlen sich Eltern traurig, müde und fremdbestimmt. Wickeln, Stillen, Trösten und kein einziger Moment Ruhe? Sammeln Sie für solche Tage Glücksmomente. Denken Sie an das erste richtige Babylächeln oder an das Familienkuscheln auf dem Sofa. Oder daran, wie erstaunt das Baby sich selbst im Spiegel anguckte. Jeder dieser Momente ist einzigartig!

GEMEINSAM VERREISEN

Die Babyzeit lässt sich wunderbar zum Reisen nutzen. Mit guter Planung wird der erste Urlaub ein schönes Erlebnis.

FAMILIENURLAUB MIT PLAN

- ✓ **Ziel aussuchen:** Dem Baby ist der Urlaubsort ziemlich egal. Es freut sich über Zeit mit Mama und Papa. Was wünschen sich die Eltern?
- ✓ **Nicht jedes Land ist ideal:** Achten Sie auf ein moderates Klima und eine gute Gesundheitsversorgung. Fernreisen sind nichts für Babys.
- ✓ **Bequemste Reiseform wählen:** Auto, Bahn oder Flugzeug? Jede Reiseform hat Vorteile. Wie wichtig ist es, vor Ort mobil zu sein?
- ✓ **Rechtzeitig Papiere beantragen:** Kinderreisepass, Visa – bedenken Sie, dass es mehrere Wochen dauern kann, bis alles ausgestellt ist.
- ✓ **Überprüfen:** Impfschutz, Versicherungen – was muss aufgefrischt werden? Erkundigen Sie sich, ob im Reiseland bestimmte Impfungen nötig sind (beispielsweise gegen FSME). Reisekranken- und Reiserücktrittsversicherung sind für Familien sinnvoll.
- ✓ **Notfall planen:** Wo erhalten Sie vor Ort Hilfe? Wo ist ein Kinderarzt, wo eine Klinik? Telefonnummern schon vor Reiseantritt notieren.
- ✓ **Babys Ernährung:** Mit einem voll gestillten Kind zu reisen ist praktisch. Ansonsten gilt: Vorsicht bei Leitungswasser, fürs Fläschchen immer abkochen. Eventuell Wasser aus der Flasche bevorzugen.

DAS SOLLTEN SIE MIT IM HANDGEPÄCK HABEN

- ✓ Wickeltasche (siehe Seite 114)
- ✓ Stilleinlagen
- ✓ Kleine Snacks und Getränke
- ✓ Reisedokumente, Impfausweis

Wir sind eine Familie! Gemeinsam verreisen

WAS GEHÖRT IN DEN URLAUBSKOFFER?

- ✓ Kleidung für jedes Wetter
- ✓ Windeln für eine Woche, den Rest im Urlaubsland nachkaufen (meist kein Problem, da Handelsmarken zumindest in Europa gut erhältlich sind)
- ✓ Gewohnte Pflegeprodukte (Wundheilcreme, Feuchttücher)
- ✓ Milchpulver und Flaschen
- ✓ Bei Breianfängern: Gläschen oder Pürierstab
- ✓ Nachtlicht, Spieluhr und Babyfon
- ✓ Eventuell Moskitonetz und Mückenschutz
- ✓ Reisewaschmittel
- ✓ Tragetuch/Tragehilfe
- ✓ Sonnenmütze oder -hut, am besten mit Nackenschutz
- ✓ Sonnenschutzmittel für Eltern und Kind
- ✓ Reiseapotheke: Fieberthermometer, Mittel gegen Sonnenbrand und Stiche, fiebersenkendes Medikament, Pflaster (am besten in der Apotheke beraten lassen)
- ✓ Notrufnummern im Urlaubsland
- ✓ Fotoapparat
- ✓ Kopien der Pässe und Unterlagen, Reiseadapter für Elektrogeräte, Ladegeräte

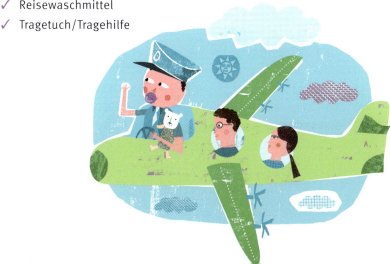

DIE RICHTIGE BETREUUNG FINDEN

Wenn Mama und Papa wieder arbeiten wollen oder müssen, brauchen sie Hilfe. Welche Betreuungsformen gibt es?

OMA UND OPA

- ✓ Enge Nähe und Aufmerksamkeit mit ganz viel Liebe.
- ✓ Keine finanziellen Kosten.
- ✓ Eventuell Meinungsunterschiede zum Thema Erziehung.
- ✓ Auch Rentner möchten oder können nicht immer regelmäßig zur Verfügung stehen.
- ✓ Die ältere Generation darf im Gegenzug auch Gefälligkeiten erwarten.
- ✓ **Fazit:** Für ein paar gelegentliche Stunden die ideale Betreuung. Als tägliche Lösung aber oft problematisch – oder gar nicht möglich.

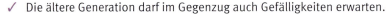

TAGESMUTTER

- ✓ Kleine Gruppe (bis zu fünf Kinder und Babys), familiäre Atmosphäre.
- ✓ Gleichaltrige Spielgefährten.
- ✓ Zeitliche Flexibilität.
- ✓ Kosten: je nach Bundesland zwischen etwa drei und acht Euro pro Stunde. Staatliche Unterstützung möglich, beim Jugendamt erfragen.
- ✓ Erziehungsstil muss zu dem der Eltern passen.
- ✓ Nicht jede Tagesmutter hat im Krankheitsfall eine Vertretung.
- ✓ Starke Bindung an einen anderen Erwachsenen.
- ✓ **Fazit:** Für berufstätige Eltern, die eine familiäre und häusliche Umgebung bevorzugen. Unbedingt zunächst eine Probezeit vereinbaren.

AU-PAIR

- ✓ Flexible Betreuung bis zu 30 Stunden in der Woche.
- ✓ Das Kind bleibt im vertrauten Zuhause.
- ✓ Kosten: rund 800 Euro im Monat für Taschengeld, Sprachkurs, Kost und Unterkunft.
- ✓ Nicht immer stimmt die Chemie, dann wird es schwierig.
- ✓ Manche Au-pairs sind noch sehr unselbstständig.
- ✓ Nach einem Jahr verlässt das Au-pair die Familie wieder.
- ✓ Extrazimmer notwendig.
- ✓ **Fazit:** Für weltoffene Familien mit viel Platz. Unbedingt mit einer seriösen Au-pair-Vermittlung arbeiten, die auch bei Problemen hilft.

KINDERKRIPPE

- ✓ Professionelle frühe Förderung (ab der achten Lebenswoche).
- ✓ Feste Gruppe, wiederkehrende Rituale.
- ✓ Zuverlässig geöffnet, keine »Krankheitsausfälle«.
- ✓ Kosten: von Ort zu Ort sehr unterschiedlich, oft einkommensabhängig; meist zwischen 100 und 600 Euro im Monat.
- ✓ Manchmal wechselnde Bezugspersonen.
- ✓ Gruppengröße kann problematisch sein.
- ✓ Keine familiäre, persönliche Betreuung.
- ✓ Starre Öffnungszeiten.
- ✓ Oft lange Wartelisten.
- ✓ Sommerschließung.
- ✓ **Fazit:** Mit guten Voraussetzungen können die Kleinsten hier sehr gut und liebevoll betreut werden und finden immer Spielpartner.

SPIELEN MIT DEM BABY

Die beste Frühförderung für Babys? Den Alltag der Eltern zu erleben, gemeinsam die Welt zu erforschen und zusammen zu spielen. Das lieben schon die Kleinsten.

✓ **Neugeborene:** Winzlinge sehen am liebsten in Gesichter. Mama und Papa sind daher ihr schönstes Spielzeug. Sie wollen den Stimmen der Eltern lauschen, ihre Nähe spüren oder gestreichelt werden.

✓ **Faxen machen:** Zunge rausstrecken, eine Schnute ziehen oder die Nase rümpfen? Das Kleine versucht, Grimassen nachzuahmen.

✓ **Lieblingslieder:** Mama oder Papa sind für das Baby Superstars! Sie lieben jedes Lied, egal ob Popsong oder ausgedachtes Quatschlied.

✓ **Hand und Fuß:** Ab dem dritten Monat sind die eigenen Hände und Füße das Lieblingsspielzeug. Auch Socken-Ausziehen ist toll. Erste Rasseln, einfache Stoffbücher (speichelfest!) und Dinge, die rascheln oder Geräusche machen, gefallen dem Baby jetzt.

✓ **Knautschen und knistern:** Stecken Sie Stoffreste oder Folie in einen Waschlappen. Gut vernähen, damit nichts verschluckt wird.

✓ **Wo ist die Mama?** Wenn Mama oder Papa ihr Gesicht hinter den Händen verstecken und mit einem »Kuckuck« wieder auftauchen, finden Babys das spannend. Bitte sofort wiederholen!

✓ **Ballmassage:** Lassen Sie einen kleinen Noppenball ganz zart über Babys Haut kullern (»Kille, kille«). Entspannung mit Spaßfaktor!

✓ **Wichtig:** Spiel- und Ruhephasen sollten sich immer abwechseln, damit das Baby die neuen Eindrücke verarbeiten kann. Ihr Kind braucht auch keinen Animateur. Es soll lernen, sich ab und zu alleine zu beschäftigen.

TROTZ KIND EIN LIEBESPAAR BLEIBEN

Endlich zu dritt oder zu viert. Doch wann ist da noch Platz für Zeit zu zweit? So schön das Familienleben ist, sollten Eltern auch an ihr Liebesleben denken.

✓ Bei den meisten Paaren herrscht in den ersten Babymonaten erst einmal Sexflaute. Bleiben Sie trotzdem in Kontakt. Streicheln, in den Arm nehmen, küssen und einfach gemeinsam kuscheln ist jetzt besonders wichtig.

✓ Aus medizinischer Sicht ist es schon im Wochenbett erlaubt, miteinander zu schlafen. Benutzen Sie aber unbedingt ein Kondom, denn Frischentbundene sind anfällig für Infektionen.

✓ Sprechen Sie über Ihre eigenen Bedürfnisse und akzeptieren Sie die des Partners. Bauen Sie keinen Erwartungsdruck auf.

✓ Wenn das Baby älter ist und von Freunden oder Großeltern betreut werden kann, unbedingt Zeit zu zweit planen.

✓ Bei einem gemeinsamen Paarabend bleibt ein Thema tabu: das Baby. Mama und Papa haben Pause, jetzt stehen Sie als Liebespaar im Mittelpunkt.

OFT GEFRAGT

SCHÜTZT STILLEN VOR EINER SCHWANGERSCHAFT?
Schon kurz nach der Geburt ist eine neue Schwangerschaft möglich. Ist (noch) kein weiteres Kind gewünscht, sollten Sie verhüten. Östrogenhaltige Pillen sind für Stillende nicht geeignet. Es gibt sichere Alternativen. Überlegen Sie gemeinsam, ob eher Mini-Pille, Kondome oder andere Alternativen zu Ihnen passen.

ENTWICKLUNG: DIE ERSTEN 6 MONATE

Das Baby wächst im ersten halben Jahr enorm und erlebt Meilensteine der Entwicklung. Dabei hat jedes Kind sein eigenes Tempo. Die einen sind früher dran, die anderen etwas später.

	Körperliche Entwicklung	Geistige Entwicklung	Soziale Entwicklung
1. MONAT	• Babys Bewegungen sind von Reflexen bestimmt. • Es kann das Köpfchen noch nicht halten. • Oft noch in gekrümmter Haltung wie im Mutterleib.	• Das Baby kann etwa 20 bis 25 cm weit sehen. • Es reagiert auf Geräusche und auf die Stimmen seiner Eltern. • Es versucht, Gesichtsausdrücke zu imitieren. • Es kann schreien und kehlige Laute machen.	• Das Baby sucht die Nähe und die Bindung zu Mama und Papa. • Hautkontakt ist jetzt besonders wichtig. • Es spürt Geborgenheit.
2. MONAT	• In Bauchlage kann das Baby sich kurz abstützen, den Kopf kurz halten und etwas drehen. • Es strampelt bewusster und bestaunt seine Hände. Erste Greifversuche.	• Das Baby verfolgt mit Augen und Kopf aufmerksam einen Gegenstand. • Es formt erste Laute wie »Ä« und »U«.	• Das Baby lächelt bewusst. • Es wird aktiver, nimmt an seiner Umgebung teil. • Es mag erste Lieder und Fingerspiele und liebt es, mit Ihnen die Wohnung zu erkunden.
3. MONAT	• Das Baby kann den Kopf jetzt länger in der Bauchlage halten, greift gezielt und begeistert nach Gegenständen und hält diese fest. Loslassen kann es noch nicht, da braucht es Hilfe.	• Alles wird aufmerksam verfolgt. Das Baby kann kräftig schreien und zeigt immer mehr verschiedene Laute, die signalisieren, wie es sich fühlt. Es kann richtig herzhaft lachen.	• Das Baby probiert aus, wie die Eltern auf Geräusche reagieren. • Es findet es klasse, wenn die Eltern ihr Gesicht hinter einem Tuch oder ihren Händen verstecken.

Wir sind eine Familie! Entwicklung   **139**

✓ Bereiche wie körperliche und geistige Entwicklung lassen sich nur künstlich trennen, im Alltag gehen sie Hand in Hand.

✓ Manche Kinder »lernen« schneller, andere brauchen mehr Zeit. Wichtiger als exakte Altersangaben ist die Abfolge der Entwicklungsschritte.

✓ Sie als Eltern sind die wichtigsten Entwicklungsbegleiter Ihres Kindes. Bei allem, was es lernen wird, sind Sie sein sicherer Hafen.

	Körperliche Entwicklung	Geistige Entwicklung	Soziale Entwicklung
4. MONAT	• Das Baby kann sich in Bauchlage aufstützen, den Kopf halten und greifen. • Manche können sich jetzt schon aus der Rückenlage auf den Bauch rollen – und sich so fortbewegen.	• Die Welt will mit allen Sinnen entdeckt werden. Das Baby ergreift alles, was es finden kann, und steckt es neugierig in den Mund. • Es »erzählt« viel und übt sich an verschiedenen Tönen.	• Das Baby möchte aktiv teilhaben. Es fordert deutlich Aufmerksamkeit. Es kann nun nicht nur Freude, sondern auch Wut gut zeigen.
5. MONAT	• Das Baby stützt sich auf Knie und Ellbogen und wippt dabei. Das Drehen wird perfektioniert. Hat es begriffen, wie es geht, beginnt es, sich durch Rollen fortzubewegen – oft sehr schnell.	• Das Baby versteht langsam Zusammenhänge: Wirft es einen Löffel hin, hebt Mama ihn auf. Drückt es den Teddy, macht er ein Geräusch. Ein Meilenstein in der Entwicklung!	• Das Baby kann bekannte von unbekannten Gesichtern unterscheiden. Manche fremdeln schon. • Das Kind kann stundenlang etwas hinwerfen und liebt es, wenn die Eltern mitspielen.
6. MONAT	• Das Baby hebt auch in der Rückenlage den Kopf. Es übt Wippen und Landen in einer Sitzhaltung. Manche Kinder konzentrieren sich eher darauf, das Rollen gezielt einzusetzen.	• Das Baby versteht erste Worte. Auf die Frage »Wo ist Teddy?« schaut es zum Bären. • Es versteht immer mehr, dass es aktiv handeln und dadurch etwas bewirken kann.	• Das Baby streckt die Arme, um hochgenommen zu werden. Es wirft Spielzeug als Spielaufforderung extra auf den Boden. Es zeigt deutlich, was es möchte – und was nicht.

BÜCHER, DIE WEITERHELFEN

Bohlmann, Sabine: **Sing und spiel mit mir (Buch plus CD).** GRÄFE UND UNZER VERLAG, München

Cronjaeger, Marietta: **Das Stillkochbuch.** Kösel Verlag, München

Gaca, Anja Constanze/Stern, Loretta: **Das Wochenbett: Alles über diesen wunderschönen Ausnahmezustand. Für Mütter und Väter.** Kösel Verlag, München

Gebauer-Sesterhenn, Birgit/Villinger, Thomas: **Schwangerschaft und Geburt.** GRÄFE UND UNZER VERLAG, München

Gebauer-Sesterhenn, Birgit u. a.: **Die ersten 3 Jahre meines Kindes.** GRÄFE UND UNZER VERLAG, München

Gouth-Gumberger, Martha/Hormann, Elisabeth: **Stillen.** GRÄFE UND UNZER VERLAG, München

Höfer, Silvia/Szász, Nora: **Hebammen-Gesundheitswissen. Für Schwangerschaft, Geburt und die Zeit danach.** GRÄFE UND UNZER VERLAG, München

Imlau, Nora/Renz-Polster, Herbert: **Schlaf gut, Baby! Der sanfte Weg zu ruhigen Nächten.** GRÄFE UND UNZER VERLAG, München

Largo, Remo H.: **Babyjahre. Entwicklung und Erziehung in den ersten vier Jahren.** Piper Verlag, München

Laue, Birgit: **Das Baby 1x1. Die wichtigsten Hebammentipps fürs erste Jahr.** GRÄFE UND UNZER VERLAG, München

Laue, Birgit: **Schwangerschaft und Geburt.** GRÄFE UND UNZER VERLAG, München

Mierau, Susanne: **Geborgen wachsen. Wie Kinder glücklich groß werden.** Kösel Verlag, München

von Ribbeck, Janko: **Schnelle Hilfe für Kinder: Notfallmedizin für Eltern.** Kösel Verlag, München

Renz-Polster, Herbert/Menche, Nicole: **Gesundheit für Kinder.** Kösel Verlag, München

Richter, Robert: **Das Papa-Handbuch.** GRÄFE UND UNZER VERLAG, München

Service: Bücher, die weiterhelfen **141**

INTERNETADRESSEN, DIE WEITERHELFEN

mama-to-go.blogspot.com
Blog über die Vereinbarkeit
von Kind, Studium und Job.
Auch als Buch.

www.bke-elternberatung.de
Infos von Experten des Fach-
verbandes der Erziehungs-
und Familienberatung

www.cara-beratungsstelle.de
Beratung zu Schwangerschaft
und vorgeburtlicher Diagnostik

www.elternleben.de
Angebot der Organisation well-
come, Artikel, Austausch mit anderen Eltern und Expertenrat

www.familienhandbuch.de
Informationen vom Staatsinstitut
für Frühpädagogik

www.familienplanung.de
Seite der Bundeszentrale für
gesundheitliche Aufklärung

www.geborgen-wachsen.de
Informationen zum Leben mit Kind

www.hebamme.ch
www.hebammen.at
www.hebammenverband.de
Nützlich bei der Suche nach Hebammen in Deutschland, Österreich
und der Schweiz

www.lalecheliga.at
www.lalecheliga.ch
www.lalecheliga.de

www.liliput-lounge.de
Viele Informationen und Artikel für
Schwangere und Eltern

www.mannpluskind.de
Infos über Elternzeit und Papa-All-
tag

www.postnatale-depression.ch
Aufklärung über und Aufzeigen
von Wegen aus der Krankheit

www.rki.de
Umfassende Informationen zum
Thema Impfen

www.schatten-und-licht.de
Hilfe bei Krisen rund um die Geburt

www.starkundalleinerziehend.de
Beratung, Unterstützung und Austausch für Alleinerziehende

www.stillen-info.de
Arbeitsgemeinschaft freier Stillgruppen

www.vaterfreuden.de
Alles rund um die Vaterschaft

REGISTER

A
Akupunktur 72
Amniozentese 31
Arbeitsrecht 18 f.
Au-Pair 135
Austreibungsphase 70
Autofahren
– in der Schwangerschaft
   24
– mit Baby 115

B
Baby 86 ff.
–, Autofahren 115
–, Baden 108
–, Ernährung 98 ff.
–, Erstausstattung 48 f.
–, Kleidung 48, 110 f.
–, Schlafplatz 116 f.
–, Vorsorgeuntersuchun-
   gen 124 f.
Baby-Blues 89
Baden 108
Bauchlage 117
Beckenendlage 75
Betreuungsmöglichkei-
   ten 134 f.
Blutuntersuchungen 31
BMI 33
Brüste 6, 90

C/D
Chorionzottenbiopsie 31
Dammriss 75

Dammschnitt 74 f.
Diät 32

E
Einnistungsblutung 6
Einschlafen 118 f.
Einschlafrituale 119
Elterngeld 53
Elternzeit 19
Ernährung 22 f., 98 ff.
Eröffnungsphase 68

F
Familie 86 f., 130 f.
Familienkasse 54
Feinultraschall 31
Flaschennahrung 102 f.
Frauenarzt 10 f.

G
Geburt 60 ff.
–, einleiten 74
–, Komplikationen 74 f.
–, Phasen 68 ff.
–, planen 65
–, Rolle des Vaters 77
–, Schmerzen lindern 71 f.
–, Signale 56 f., 66 f.
–, Termin überschritten 59
Geburtsanzeige 17, 88
Geburtshaus 63
Geburtshilfe 34
Geburtsklinik 62 f.
Geburtsschmerzen 71 ff.

Geburtsvorbereitung 34,
   40, 50 f.
Geburtszange 75
Geschwisterkind 42
Großeltern 134
Gynäkologe 10 f.

H
HA-Pre-Milch 102
Hausapotheke 127
Hebamme 34 f.
Homöopathie 72

I/J
IGeL 9
Impfen 129
Jugendamt 54

K
Kaiserschnitt 76
Kinderarzt 96 f.
Kinderkrippe 135
Kinderwagen 112
Kinderzimmer 46 f.
Kindsbewegungen 42
Kliniktasche 64
Kopfschmerzen 6, 21
Krankheiten 126
–, Signale 128
Kündigungsschutz 18

L/M
Landeserziehungsgeld 54
Medikamente 21, 127

Milchpulver 102
Müdigkeit 6, 20
Mutterpass 14
Mutterschaftsgeld 19, 52
Mutterschutz 18 f.

N
Nachgeburt 70, 91
Nackentransparenzmessung 31
Namensuche 41
Neugeborenes 92 f.
–, Rolle des Vaters 94 f.
–, Sinne 93

O/P
Ödeme 44
Partnerschaft 137
PDA 73
Periduralanästhesie 73
Periode 7
Pflegeprodukte 28 f.
Plötzlicher Kindstod 117
Pre-Milch 102

R
Reisen
–, in der Schwangerschaft 24
–, mit Baby 132 f.
Risikoschwangerschaft 15
Rückbildung 91
Rückbildungsgymnastik 35
Rückenschmerzen 45

S
Säuglingsbotulismus 105
Saugglocke 75
Schlafen 55, 118 f.
Schlafplatz 116 f.
Schlafprobleme 122 f.
Schreibabys 120 f.
Schutzimpfungen 129
Schwangerschaft 4 ff.
–, Anzeichen 6 f.
–, Beschwerden 6, 20 f., 44 f.
–, Dauer 8
–, Ernährung 22 f.
–, Gewichtszunahme 32 f.
–, Risiken 15 f.
–, Schlafprobleme 55
–, Sex 27
–, Sport 27
–, Überblick 8 f.
–, Untersuchungen 10 ff.
Schwangerschaftstest 7
Screening 30
Sex 36 f., 137
SIDS 117
Sodbrennen 45
SPA 73
Spielen 136
Spinalanästhesie 73
Sport 27
Standesamt 54
Stillen 34, 98 f.
–, Vorbereitung 58
Stillprobleme 100 f.
Stillzeit, Ernährung 100 f.

T
Tagesmutter 134
Tragehilfen 113
Tragetücher 113
Travel-Systeme 112

U
U-Untersuchungen 124 f.
Übelkeit 6. 20
Übergangsphase 69
Ultraschall 14, 30
Umstandsmode 38 f.

V
Versicherung 54
Verstopfung 21
Vorsorgeuntersuchungen 12 f., 19, 30 f., 124 f.

W
Wadenkrämpfe 44
Waschen 108
Wassereinlagerungen 44 f.
Wehen 57
Wickeln 106 f., 109
Wickelplatz 107
Wickeltasche 114
Wochenbett 35, 90 f.
Wochenbettdepression 91
Wochenfluss 90
Wundverheilung 90

Z
Zähne 29
Zufüttern 104 f.
Zweites Kind 43

IMPRESSUM

© 2013 GRÄFE UND UNZER VERLAG GmbH, München

Alle Rechte vorbehalten. Nachdruck, auch auszugsweise, sowie Verbreitung durch Bild, Funk, Fernsehen und Internet, durch fotomechanische Wiedergabe, Tonträger und Datenverarbeitungssysteme jeder Art nur mit schriftlicher Genehmigung des Verlages.

Projektleitung: Monika Rolle
Lektorat: Sylvie Hinderberger
Umschlaggestaltung und Layout: independent Medien-Design, Horst Moser, München
Herstellung: Renate Hutt
Satz: Christopher Hammond
Lithos: medienprinzen GmbH, München
Druck und Bindung: Dimograf

ISBN 978-3-8338-2908-6

10. Auflage 2018

Ein Unternehmen der
GANSKE VERLAGSGRUPPE

ÜBER DIE AUTORIN

Silke R. Plagge, geb. 1969, ist freie Journalistin mit dem Schwerpunkt Familienthemen und zweifache Mutter. Sie arbeitet u.a. als freie Chefredakteurin des Online-Magazins www.liliput-lounge.de und hat enge Kontakte zu vielen Experten – und natürlich zu anderen Müttern und Vätern. Mehr über die Autorin:
www.silke-plagge.de

BILDNACHWEIS

Illustrationen: Martin Haake; Shutterstock: U1, S. 5, 61, 85

Syndication:
www.seasons.agency

WICHTIGER HINWEIS

Die Informationen und Ratschläge in diesem Buch stellen die Meinung bzw. Erfahrung der Autorin dar. Sie wurden von ihr nach bestem Wissen erstellt und mit größtmöglicher Sorgfalt geprüft. Es ist Ihre Entscheidung in eigener Verantwortung, ob und in wie weit Sie die in diesem Buch dargestellten Methoden, Tipps und Maßnahmen anwenden möchten und können. Weder Autorin noch Verlag können für eventuelle Nachteile oder Schäden, die aus den im Buch gegebenen praktischen Hinweisen resultieren, eine Haftung übernehmen.

DIE GU-QUALITÄTS-GARANTIE

Wir möchten Ihnen mit den Informationen und Anregungen in diesem Buch das Leben erleichtern und Sie inspirieren, Neues auszuprobieren. Alle Informationen werden von unseren Autoren gewissenhaft erstellt und von unseren Redakteuren sorgfältig ausgewählt und mehrfach geprüft. Deshalb bieten wir Ihnen eine 100 %ige Qualitätsgarantie. Sollten wir mit diesem Buch Ihre Erwartungen nicht erfüllen, lassen Sie es uns bitte wissen! Wir tauschen Ihr Buch jederzeit gegen ein gleichwertiges zum gleichen oder ähnlichen Thema um. Wir freuen uns auf Ihre Rückmeldung, auf Lob, Kritik und Anregungen, damit wir für Sie immer besser werden können.

GRÄFE UND UNZER Verlag
Leserservice
Postfach 86 03 13
81630 München
E-Mail:
leserservice@graefe-und-unzer.de

Telefon: 00800 / 72 37 33 33*
Telefax: 00800 / 50 12 05 44*
Mo–Do: 9.00 – 17.00 Uhr
Fr: 9.00 – 16.00 Uhr
(* gebührenfrei in D, A, CH)

Ihr GRÄFE UND UNZER Verlag
Der erste Ratgeberverlag – seit 1722.

www.facebook.com/gu.verlag